最简单的方式:
The Easiest Way

[珍藏版]

[美] 玛贝尔·卡茨 著
宋晓飙 译

华夏出版社

图书在版编目（CIP）数据

最简单的方式：《零极限》之实践篇：珍藏版/（美）卡茨（Katz，M.）著；宋小飒译.—北京：华夏出版社，2014.1
书名原文：The easiest way special edition
ISBN 978-7-5080-7849-6

Ⅰ.①最… Ⅱ.①卡…②宋… Ⅲ.①精神疗法—普及读物 Ⅳ.①R749.055-49

中国版本图书馆CIP数据核字(2013)第243615号

The Easiest Way Special Edition by Mabel Katz
First published by Your Business Press.
Copyright © 2009 Mabel Katz
Simplified Chinese translation edition © 2010 HUAXIA Publishing House
All rights reserved.

版权所有，翻印必究
北京市版权局著作权合同登记号：图字01-2010-4977

最简单的方式（珍藏版）

作　　者：	（美）玛贝尔·卡茨·蓝博士
译　　者：	宋小飒
责任编辑：	张　瑾

出版发行：华夏出版社
经　　销：新华书店
印　　刷：北京中青印刷厂
装　　订：三河市万龙印装有限公司
版　　次：2014年1月北京第1版　　2014年1月北京第1次印刷
开　　本：880×1230　1/32开
印　　张：5
字　　数：75千字
定　　价：49.00元

华夏出版社　网址：www.hxph.com.cn　地址：北京市东直门外香河园北里4号　邮编：100028
若发现本版图书有印装质量问题，请与我社营销中心联系调换。　电话：(010)64663331（转）

The Easiest Way 目录

- 001 推荐序　一切可以很简单　张德芬
- 003 推荐序　归零，轻装简行重新出发　张馨月
- 005 推荐序　清理，让我们成为改变自己的源头　阿希卡
- 007 推荐序　真理是简单的　李思坤
- 011 致谢
- 015 前言
- 018 关于本书

上篇　归零之旅

003　第一章　我是谁
我们存在的唯一目的就是去发现我们是谁。

015　第二章　问题到底是什么
一个问题之所以成为问题，是因为我们如此看待它。问题本身并不是问题，我们如何回应它才是真正的问题。

027 **第三章 信念**
我们真正的力量是幸福,而幸福来自于臣服。

039 **第四章 金钱**
即使拥有了自己所渴望的一切,我们也很快就会发现,那个空虚仍在那里,它是一个无底洞。

049 **第五章 恐惧**
真理将使你解脱。

057 **第六章 爱**
爱是武士的宝剑,无论剑落何处,它都将赐予生命,而非死亡。

067 **第七章 大道至简**
神对我们的唯一要求是要我们好好照顾自己,并且能够虔诚地说"对不起"。

下篇 至简之途

083 玛贝尔手记
085 夏威夷疗法答疑篇
125 关于作者
128 译者后记

推荐序

一切可以很简单

张德芬
灵性作家

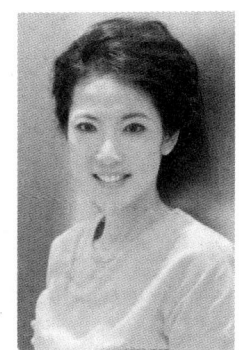

图片摄影 陈凌萱

我们常常会听到身边的人说,"不是我不明白,是这世界变化快"。这句被反复套用的歌词,表达的是人们对复杂世事的无奈,仿佛是生活本身造成了我们的混乱与迷茫。

的确,生活的复杂就在于它总是充斥着不停重复的记忆,这些记忆就像是芯片或者录音带,24小时不间断地在我们的脑子里播放。这些东西无时无刻不在驱使和影响着我们,而我们却完全意识不到它们的存在。然而,尽管我们无法回避记忆,却可以选择让录音带停止下来,回到一个归零的状态,在那里我们可以选择放下执着,静观这个世界,看清这世界的真相究竟是什么,真正清晰地体会到我自己究竟是谁,以不变应万变。

《零极限》要讲的就是这样一个归零的过程,而这本姊妹篇《最简单的方式》则为前者提供了全面而温馨地解读。既然出现在生活中的一切都只是我们内在程序的一个投射,那么我们大可通过这样一个感恩、宽恕、悔改与转化的过程而对自己的生活负起全部的责任,真正花些时间来疗愈自己,安静地沉淀与存在。

一本身心灵的好书可以拓宽我们的视野,开启新的门户,指引人生旅途。但真正的成长还是来自于将具有启迪性的身心灵理念在生活中付诸实践。从此刻起,就让我们一起来说"对不起,请原谅,我爱你,谢谢你",让自己回到零点,用充分开放的内心去接纳与付出爱意,简单生活,感受生命的恩典!

推荐序

归零,轻装简行重新出发

张馨月
心灵创富导师

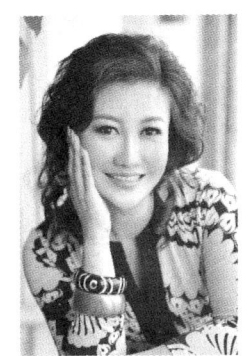

在生活节奏不断加快的都市里,人们常常会感到身心俱疲。日常生活每天都在我们的头脑里翻来覆去,我们感到束缚,却又看不见它,因为它就是我们脑中的信念、判断、偏见,以及对自己的看法,是一种无形的存在。因此,要想回归平静,也只有我们自己可以帮到自己。

人一生中最轻松的阶段,莫过于婴儿期的懵懂状态,因为那时的我们没有任何情绪和意识的负累,处在零的状态里。而渡过了成长和成熟期的我们,思维越来越活跃,情绪越来越丰富,心灵越来越敏锐,但或许是吸纳过多、负担过重吧，我们一路风尘仆仆地走来，疲惫感自然会难以避免。

然而，当你翻开这本书，是的，现在就是你灵性成长的一个契机，当你发现自己的生命不仅限于一具肉身的时候，一个充满各种可能性的新世界就向你敞开了大门——这是一个无拘无束的世界。在这里，你将寻找到自己区别于其他所有人的本质和你真正的身份。当你开始去寻找的时候，原来那些束缚你并使你感到疲惫的东西便松开它的魔爪。此时的你才会意识到，原来自己一直如此自由。

夏威夷疗法就是帮人们记起自己的内在还存在着一个橡皮擦，它是一个有清理功能的删除键，它让我们有能力去选择归零或者纠缠，幸福抑或受苦。零极限，就是让我们通过清理，回归到零负荷的状态。那里没有束缚，没有压力，没有恐惧，没有阻碍，因此可以轻装简行重新出发。

推荐序

清理,让我们成为改变自己的源头

阿希卡
心灵疗愈师

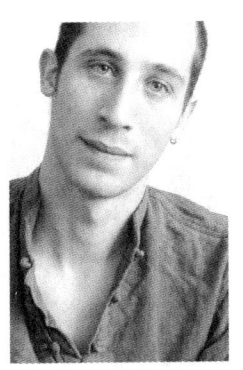

    正像《最简单的方式》这个书名一样,阅读这本书的过程中并没有所谓的头痛和疑惑,但这当然不是让我爱上这本书的主要原因。衡量一本灵性书籍的好坏,标准并不在于它有多么高明和智慧(虽然本书两者兼顾),而在于它是否能带领阅读者产生一些内在的蜕变、醒悟乃至产生新的洞见,这也正是我为此书喝彩的原因之一。我于阅读当夜就开始了不间断地清理,而这样的清理直到此刻仍在继续。"荷欧波诺波诺"是如此简洁又充满力量,也正因它如此简单,以至于我们很容易忘记自己可以通过练习它而达到理想之境。

我们总是高估那些看似高明又复杂的事物，但玛贝尔·卡茨则通过她的著作真正地带领我们从喜爱、感受到逐渐开始使用它。

或许，很想实践这个方法的您，一直受到像"如何清理"和"怎样清理才有效果"这种理论或实际操作层面上的问题的困惑。那么，在这本书中，玛贝尔将以其真挚又诙谐的言语为您的疑惑一一作出解答。

本书使我猛然醒悟并开启了我内心那个忏悔、原谅、感恩和充满了爱的门扉。当我们成为改变自己的那个源头，喜悦和创造之花将超出意想地绽放于生命乃至存在的每个角落。还有什么比归零之后由宇宙为我们提供那个新开始更好的礼物吗？那时，我们每个人都将成为彼此的支持者。

我衷心地祝愿所有的朋友们能享受这清理的旅程，而随着清理的不断延伸，欣喜将随处可见！

还等什么呢，让我们一起启程！

推荐序

真理是简单的

李思坤
合一觉醒中心创办人、
身心灵成长导师及作者

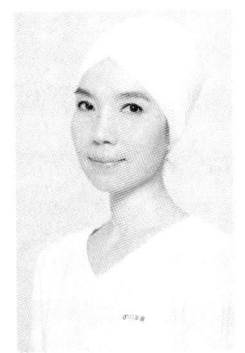

从我第一次接触到《零极限》的夏威夷疗法时,我就深刻地体会到它的力量,并且为之震撼。它所倡导的"百分之百地为自己周围所发生的一切负责"的态度,以及它那源自真我一体、万物同源的大我意识,是这个看似极其简单的方法背后最强大的意识支持。从那时开始,"对不起,请原谅,谢谢你,我爱你",也是我经常用来清理内在的方法,而且,它相当有效。

这是一个灵性复苏的新时代,修行也不再是出家人的专利了,而坊间各种各样的修行方法层出不穷。但并不是所有的方法都那么直接有效，有的还相当复杂，容易让人在这条内在成长的路上产生挫败感。夏威夷疗法却不同，它非常简单，简单到任何人都可以通过它来进行"修行"，但它并不因为简单就无效，相反，大道至简。它的简单中其实也蕴藏着最深刻的"不简单"。因为它直接把你带到本源——即万事万物同源、你我没有分别、人与神合———的境界，一切的外相都来自于自己内心的创化，因此，我们要为周围所发生的一切负起责任，我们不再把责任推向外面，也不再需要外求于他人。

这种态度，这种境界，是直接面对真相，不再像其他的一些方法一样绕圈子，让你的小我有一个缓冲地带，从而拖延你接近真理的时间。事实上，活在当下，从此刻开始为自己的人生负起责任来，真理就不会变得那么遥不可及。

很高兴看到这本新书《最简单的方式》，作者介绍了自己在运用夏威夷疗法时的种种体会及心得，这是一本非常实用的好书，它也可以说是《零极限》的实战篇。从如何处理日常生活当中的像愤怒这样的不良情绪，到如何经验到真理，并觉醒于生命实相，这一路走来，夏威夷疗法变成了作者人生中的"法宝"。对于那些一直想让自己的人生变得幸福快乐的人来说，对于那些一直在探索生命真义的人们来说，学习一下夏威夷疗法，并且参考一下作者玛贝尔的经验，将会对自己产生巨大的帮助。

祝福大家！

我爱你，谢谢你！

"荷欧波诺波诺"大我意识法——一种源自夏威夷，提倡释放内心有害能量的古老心法。它是一个深刻的礼物，让个人通过感恩与忏悔与其内在神性相连，学会在每一时刻清理自身思想、言语和行为里的错误，将耗费于记忆中的能量转化为接收灵感的能量。这个方法的本质是追寻自由，一种全然从过去解脱的自由。

——莫娜·纳拉玛库·西蒙那
"荷欧波诺波诺"大我意识法创始人

致谢

我要把最诚挚的感谢献给以下各位：

＊感谢神，即使在我不曾觉察的时候，他依然耐心地爱着我，陪伴着我。

＊感谢修·蓝博士，感谢他给我的启发、教导和机会，感谢他的耐心和讲解。能够完成本书都要归功于修·蓝博士在最近这四年对我的教导。

＊感谢凯麦勒劳丽·拉菲洛维奇。感谢她非凡的工作，她的智慧、耐心和奉献。

＊感谢大我基金会，他们辛勤的工作为我们提供了各种资源。

* 感谢托尼·罗斯给我的支持和鼓励。当我提起在主持广播节目中得到的强烈反馈时,他立即建议我写一本书。那一刻,我才意识到完成这本书有多么重要。

* 感谢贝蒂娜·拉波波特。他总是帮助我正视自己,不断反思和审视自己的想法与计划。

* 感谢玛丽亚·迈尔。她是我合作的第一位编辑,她的话给我很大的鼓励。她说:这本书让她十分受益。

* 感谢费尔南多·戈麦斯那些鼓励的话。他的人生促使这些话语成为激励我前进的动力。

* 感谢戴安娜·瓦洛里清晰的思路。她是唯一能把那些零星碎片整理到一起并完成拼图的人。

* 感谢母亲把我带到这个世界上,感谢她一直支持我的计划、决定和生活中的重大改变。

* 感谢米尔塔·J. 阿特瓦斯和胡利奥·吕布兰尔曼推荐的图书,它们使我迅速成长。

* 感谢亚历杭德罗·卡茨，对家庭的爱和奉献，帮助我取得成就。

* 感谢茉莉娅·哈科沃为我孩子们带来的温情奉献和照顾，以及她所有的帮助。

* 感谢切洛·米尔斯坦的合作以及她对答疑部分的贡献。

* 感谢艾伦·里德对本书的建议，写作的每一步我都得到了她专业上的指导。

感恩我生命中所有已出现和即将出现的人们。

谢谢你们，非常感谢。

献给我最最深爱的儿子

我亲爱的儿子,莱昂内尔和乔纳森,我深爱着你们,为你们感到自豪,并真诚地希望你们能比我更快地发现这条通向真理的至简之途。

前言

我知道一个天大的秘密,而且这个见识是与生俱来的。我知道如何获得我想要的东西,同时我也相信只有努力付出才能得到自己想要的,天下没有免费的午餐,一切都需要我们付出昂贵的代价。

在随后的生活道路中,我拥有了人人都渴望的东西,不论是物质上的,还是情感上的:房子,车子,足够用于旅游和消费的钱,一个爱我的丈夫以及两个健康漂亮的孩子。但我活得依然不开心。而且,我还是一个易怒的人。

有一天,我在大儿子乔纳森身上也看到了这种愤怒。那一刻，我大吃一惊。我顿时醒悟过来，并对自己说：玛贝尔，你必须想办法改变这种生活。不能再这样下去了。这种恶性循环必须结束。

从那以后，我便开始了探索。我参加的第一个研讨会就是关于愤怒的，由比尔博士主持，我十分感激从他那里学到的一切。后来我跟一个叫安娜的老师学习瑜伽和视觉想象。这些技巧让我认识和接触到自己内在那种伟大的力量，懂得了如何用它创造和吸引我渴望的事物。我经历到的最大改变是通过阅读一个叫米尔塔的朋友所借给我的一本玄学书。太神奇了！这本书深深地唤醒了我。其中的很多内容都是在讲耶稣的（别忘了，我可是犹太人），但我读起来却很开心。我对这书爱不释手，真想一天就把它读完。我开始练习这本书的作者所教的那些方法，效果显著。这使我更加确定，改变事物的力量是来自我的内在，而不取决于其他任何人或事。

我心想：这可是重大发现啊，太重要了。我的心也有了焕然一新的感觉。我从未这么开心过，内心体验到了一种无法言喻的欣喜和幸福。那是一种必须身临其境、亲身体验才能领悟的感受。

尝试了很多不同的方法之后，我获得了真正的重生，我发现了 Ho'oponopono（音译：荷欧波诺波诺，后文简称夏威夷疗法），一种源于夏威夷用来解决问题的古老艺术。多亏了这个疗法，我才发现原来生活真的可以很简单，很轻松，比我自己想象的简单多了。经过那么久的探索，我终于确定了自己的方向。这个方法，可以让我在嗔怒之中保持平静，无论外界发生什么，无论他人如何言行，我的内在都能保持自由和超脱。这就是我决定要把自己到目前为止所学到的内容在这本小书里与大家分享的原因。

我非常非常感谢能有这样一次分享的机会。

关于本书

我的老师修·蓝博士曾经给我讲过一个夏威夷版本的创世故事：当上帝创造地球并把亚当和夏娃安置在这里的时候，上帝告诉他们这里就是天堂，在这里不需要担忧任何事情，上帝会为他们提供所需的一切，除此以外，他还会给予人类一个礼物。这个礼物就是选择的自由，他们可以自己作决定。上帝把给他们的这个礼物叫作——自由意志。上帝又创造了苹果树，他告诉亚当和夏娃，这棵树的名字叫做"思考"。上帝说："你们并不需要它，因为我可以为你们提供一切。你们不需要担忧，但是你们依然拥有选择仍然跟我在一起，或者去走自己的路的自由。"

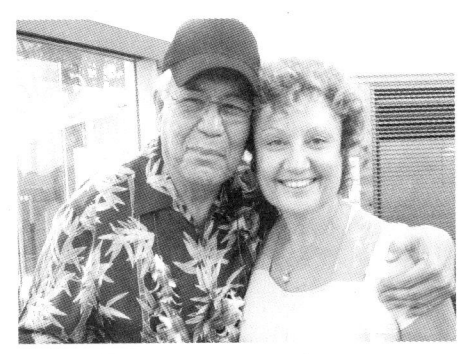

《零极限》作者修·蓝博士与玛贝尔·卡茨

我在这里想澄清一下：问题并不在于他们吃了那个苹果，问题也不在于愿不愿意负责任并说对不起。当上帝问是谁吃了苹果的时候，亚当说"是她（夏娃）让我这么做的"，这就是亚当如何走上他自己那条道路的开端。就像亚当一样，我们总是在不停地吃那个苹果。我们总是认为我们已经完全懂了，但我们没有意识到还有另一种存在的方式，一种更简单的方式。

艾克哈特·托尔在《当下的力量》这本书里提到，"小我，也就是自我，最常用的自我辨识、自我证明的方式就是占有。例如，占有一份工作、社会地位、知名度、知识、受教育程度、相貌、某个人，甚至是家庭的历史……但这一切标签都不是你。你觉得这种说法让你感到恐惧吗？还是深感宽慰？所有这些东西，当你最终要面对死亡时，就会明白它们通通都要被放弃，死亡会将一切剥夺，而那些被剥夺的都不是你。生命的秘密就在于：它将于死亡之前死亡，并发现死亡并不存在。后来修·蓝博士又说，值得庆幸的是，你是有能力让自己从头脑中解放出来的。他这话是指向那个一整天在我们脑子里喋喋不休的声音。发出这些声音的思维跟你当下的处境并没有必然联系，它可能只是不断重演过去的事，或者不断地在你脑子里彩排、想象各种未来的情景。

生活就像是个不停重复的记忆，这些记忆就像是芯片，或者录音带，24小时不断地在我们脑子里播放。这些东西无时无刻不在驱使和影响着我们，而我们甚至完全意识不到它们的存在。我们无法回避记忆，却可以选择关掉录音带。

在这里，我先说明一下书中将提到的一些术语和概念。很多概念都是来自于夏威夷疗法，这个传统的夏威夷智慧。在本书的最后一章，我会摘选一些夏威夷疗法中的方法和工具与大家分享。夏威夷疗法教我们如何去清除那些对我们生活无益的录音带和芯片，教导我们如何拨开迷雾。当我们擦除清理这些程序的时候，我们才会发现自己真正的面貌和我们所拥有的力量。通过不断地清理，这些古老的记忆才能得到转化，这时我们才能开始如实体验到我们真正的自性。

夏威夷疗法是一个宽恕、悔改与转化的过程，每当我们使用其中的工具时，我们就是在对自己的生活负全部的责任，并请求我们自己的宽恕。我们认识到出现在我们生活中的一切都只是我们内在程序的一个投射。我们可以选择放下执着，并静观它们，或者我们也可以选择与程序纠缠，并永远深陷其中。

我们的内在本来就具有一个清理用的橡皮擦，一个删除键，但是我们已经忘记了如何使用它。夏威夷疗法帮我们记起自己有能力去选择擦除还是纠缠，选择幸福还是受苦。这是我们生活中每时每刻可以进行的选择。当这本书提到清理或者擦除的时候，我指的是用夏威夷疗法中的技巧擦除那些创造问题的记忆和思维。

另外，在整本书中，我还会提到深蓝小孩。这些孩子生活在地球的各个角落，他们深知自己所来何处，也很明白自己在地球上的使命。这些孩子可以相互意识到同类孩子的存在，并通过心电感应进行交流。深蓝小孩们拥有灵性的礼物，他们将真爱的含义教给我们。他们说，我们的本质就是爱。

我还想澄清的一点就是，当我使用上帝这个词的时候，我并不是从宗教观点来理解的。对我来说，上帝是我们内在无所不知的那个部分。上帝是不能被定义的，他没有名相，只是一种体验。您也许会注意到我会交替使用上帝和爱这两个词。当然我这里指的是无条件的爱，可以治愈一切的爱。这种爱包含了宇宙间的一切答案。

当我提到耶稣的时候，我也不是从宗教的背景来谈论的。我的目的是想提醒读者，我们随时都会遇到那些帮助我们觉醒的老师，帮助我们看到真相。例如，耶稣提到把我们脸颊的另一边转向别人，可现在的人却对此感到十分不解。其实，他的意思是，当我们选择清除和放下，而非选择反抗或纠缠的时候，我们就是在把我们自己的另一边脸颊转向别人——那是充满爱的脸颊。

这个简短地总述作了基本的概念解释和铺垫，是我阐述的起点。我希望读者能够在这本书中找到他们所需要的技巧和知识，能够让他们更好地体验，作出最好的决定，活出内在的自由、平安，还有爱。因为这些都是人类本来所共有的天性。

从空性中而来的我化为一道光

是孕育生命的呼吸

是那超越一切意识的空性

在水面上划出一道彩虹

将心灵与世界合为一体

是呼吸的进与出

无形无相的清风

那不可言语的创造之子

就是我

——莫娜·纳拉玛库·西蒙那

上篇
归零之旅

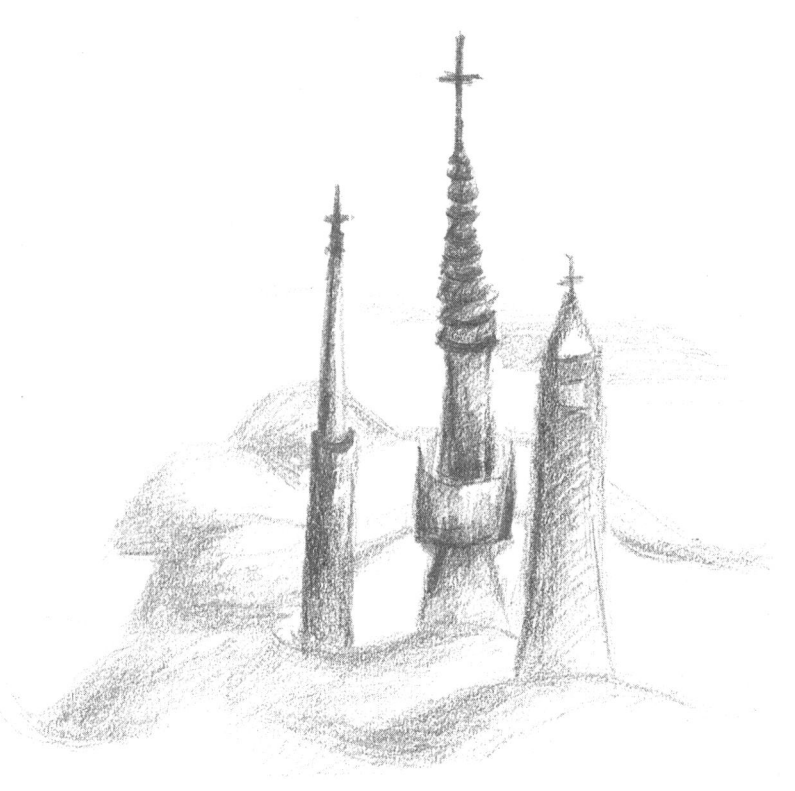

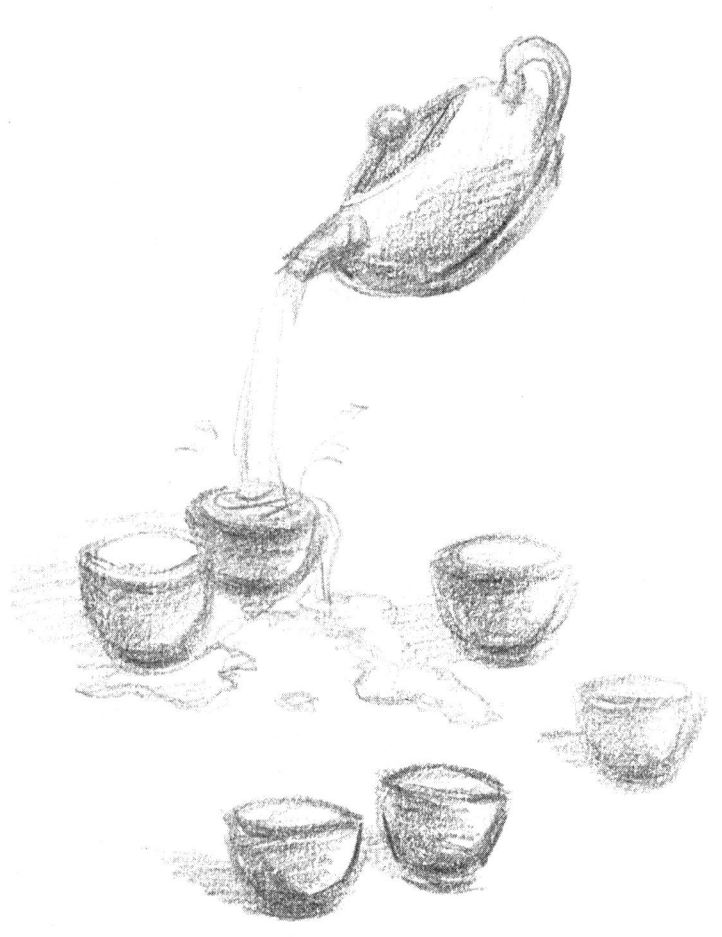

第一章　我是谁

我们存在的唯一目的就是去发现我们是谁。

——修·蓝博士

有一个教授去拜访一个禅师。到达那里的时候,他说:"你好,我是史密斯博士。我是这个,我是那个,我做这个,我做那个,等等。我想跟你学习佛法。"

……

禅师答道:"你愿意先坐下来吗?"

史密斯说:"好的。"

禅师又说:"博士要不要来一杯茶?"

史密斯说:"好。"

禅师开始倒茶。当杯子已经装满了茶水的时候,他还在继续往里面倒。茶水很快就溢了出来。史密斯博士叫道:"茶杯满了!茶水溢出来啦。"

禅师回答:"正是这样。你带着一只装满了水的茶杯来到这里,而且茶水都已经溢出来了。在这种情况下,我怎么教给你更多的东西呢?你的头脑已经被各种知识充满了。如果你不清空它,全然地对我敞开,我什么也给不了你。"

我人生中的大部分时间都在认为,我是玛贝尔,阿根廷人,犹太人,妻子,妈妈,会计师,等等。我一直是通过这些头衔和角色来定义我自己的。我已经用这些知识装满了我的茶杯,让我越来越远离了真实的自己。我只相信那些我能看到和摸到的东西。对我来说,那些大讲玄秘主义的人,不是疯子就是胡说八道的吉普赛人,他们对这个世界不屑一顾。这种思维方式给我带来了很多痛苦。然而,当我发现自己的生命不仅限于一具肉身的时候,一个充满各种可能性的新世界便向我敞开了大门——这是一个无拘无束的世界。当我意识到思维的力量时,我终于明白了生活中的种种现象。

> 当我发现自己的生命不仅限于一具肉身的时候,一个充满各种可能性的新世界便向我敞开了大门——这是一个无拘无束的世界。

我们大部分人都是带着各种束缚生活的。我们可以感觉到束缚，但却看不见它们，因为它们是无形的。这些条条框框便是我们的信念，我们的判断，我们的主见，大多数都是我们对自己的看法。但是当我们决定开始了解自己真正的身份时，这些束缚便松开了，我们开始意识到原来我们一直是自由的。这样，我们就逃出了自己所创造的精神囚牢。

我们被告知自己是人类，我们也相信自己就是人类。如果我们认为自己是脆弱且不堪一击的，我们就会在生活中创造出这样的状况。我们是生活的国王，我们可以创造并显现我们所想象的一切。这一切都取决于我们自己。

我们全部都是上帝的孩子，依照他的形象被创造出来。我们是造物者。那么这创造是如何进行的呢？是的，就是通过我们的思维。一切就是如此简单。

在本书的介绍中，我提到过深蓝小孩。这些深蓝小孩带来的信息很多是通过一个叫做詹姆斯·特怀曼的人传递的。此人大部分时候通过心电感应跟深蓝小孩们进行沟通。这些小孩的信息讲述了假装的必要性：假装你已开悟。貌似被神恩宠，看似完美无瑕。深吸一口气并装作事实如此。之后一切都会自然而然……当你装作某事已经成真的时候，那如实的体验会自动进入你的生活。

我是谁？这是我们在生命中唯一需要问的问题。去发现我们的本质和真正身份，是我们生活在这里的唯一原因。这必须成为我们唯一关注的事情，我们唯一的目标。了悟我们的本质实在是太重要了。

> 我是谁？这是我们在生命中唯一需要问的问题。去发现我们的本质和真正身份，是我们生活在这里的唯一原因。

通过练习和教授荷欧波诺波诺——这一传统的夏威夷哲学，我认识到我们的心灵是由超意识、意识、潜意

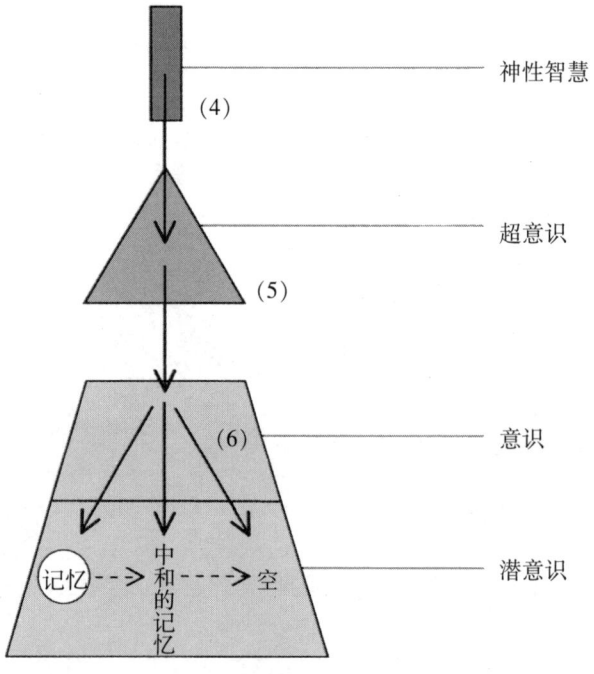

图1 通过神性智慧的转化

识三部分组成的。这些知识让我更进一步了解到我们人类的行为运作。(详见图1)

* 超意识代表了我们灵性的那一面。不管发生什么事情，这一部分总是完美无缺的。它能觉知到一切，而且清楚一切真相。

* 意识指我们头脑的这一部分，我们把它称之为心智或理性。意识是组成我们的生命的一个重要方面，它具有选择的能力，因为我们被赋予了自由意志这个礼物。我们每一刻都在作出选择。我们到底是在选择什么呢？当问题出现的时候，我们可以选择抗拒和纠缠，或是放手把问题交给比我们内在更了解真相那一部分去解决。我们同时也是在选择，是接受我们其实并不知晓的这个事实（我们其实没有必要去知道），或者相反地，选择坚持认为我们比上帝知道的还多，我们可以自己解决所有问题。意识负责决定是否愿意百分百地负责，可以选择通过念诵"对不起，请原谅我内在创造问题的那部分"来对生命中所发生的一切负责；或者它也可以选择指责和埋怨别人。心智不是被创造出来理解真相的。它一无所知，也什么都不需要知道。心智是一个礼物。这礼物就是我们所拥有的选择权力。

* 潜意识是我们情绪的那部分。它是我们内在的小孩，储存了我们所有的记忆。虽然潜意识对我们极为重要，可它总是被忽略掉。除此之外，我们生活中出现的一切都是因它而产生的。潜意识还维系着我们身体的运行，自动控制我们的呼吸，而无需头脑参与。我们的直觉也包含在潜意识中。你有没有曾经莫名其妙地感到紧张却不知道为何？这其实是潜意识在提醒我们（如果我们留意的话），将有不好的事情要发生。如果我们能与潜意识紧密连接，我们就可以避免很多不开心的事情的发生。潜意识是我们最好的伙伴。我们需要好好跟它沟通，并学会爱它，用心照顾它。一旦我们决定走上这条全然负责的道路并时刻意识到这种态度，我们的内在小孩就会帮我们自动清理记忆，而不需要我们刻意为之。在夏威夷疗法的课堂上我们要花很久在内在小孩这个主题上。我们学习和它交流，如何照顾它等等，尤其是如何跟它一起进行"清理和放下"。

在《佛陀的教诲》这本书里，我读到这样一句话：就算一个人可以在战场上征服一千个人，但只有他战胜了自己，才算真正赢得了这场战争。

还有一次我读到这样一个故事：

很久以前，有一个美丽的花园，花园里长满了苹果树、橘子树，还有美丽的玫瑰，它们都很开心很满足。这个花园里的所有生命都很满足，很完美。只有一棵树显得十分悲伤。这可怜的树有一个疑惑：它不知道自己是谁。

苹果树说，"你所欠缺的是注意力。如果你真愿意集中精力的话，你就能长出很多可口的苹果。你看这多么简单。"玫瑰花叫着说，"不要听它的，盛开玫瑰其实更简单，你看看我们多么美丽啊。"这棵绝望的树尝试了它们所建议的一切，但它还是不能像它们一样开花结果。越尝试，它就会感到越发的沮丧。

有一天，花园飞来一只猫头鹰——最有智慧的一种鸟。它觉察到了这棵树的绝望，说道："不用担心，你的问题并不是那么严重，地球上的人类都跟你有同样的困惑。我给你一个建议：不要让你的生活浪费在满足别人的期许上。做你自己，了解你自己，只聆听你内在的声音。"说完，猫头鹰就飞走了。

这棵悲伤的树开始问自己："我内在的声音？做我

自己？了解我自己？"忽然间，他明白了。屏蔽了外界声音的干扰，它的心就打开了，最后它听到自己内在的声音跟它说："你永远也不可能长出可口的苹果，因为你不是一颗苹果树。你也不会在春天开花，因为你不是玫瑰。你是一颗红树。你的使命是茁壮地成长，然后枝繁叶茂。你的使命是要给鸟儿提供巢穴，给路人提供阴凉，让乡村更加美丽，这才是你的天职，去做吧。"此时的红树变得信心十足，它了解了自己是谁，并决心去履行自己的使命。很快，它茁壮地成长起来，绿荫覆盖了大片土地，它也越来越被每个人所尊重和敬仰。现在，整个花园变成了开心乐园。

……

环顾周围的人，我禁不住自问：到底有多少人跟这颗红木一样，不愿意让自己成长？到底有多少人像玫瑰一样，因恐惧而生出很多刺？又有多少橘子树不懂得如

> 在生命中,我们每一个人都有一个使命要去完成,都有一个空间是属于我们自己的。不要让任何人和事阻碍我们去了解和分享自己那最伟大的本质。

何去开花?在生命中,我们每一个人都有一个使命要去完成,都有一个空间是属于我们自己的。不要让任何人和事阻碍我们去了解和分享自己那最伟大的本质。

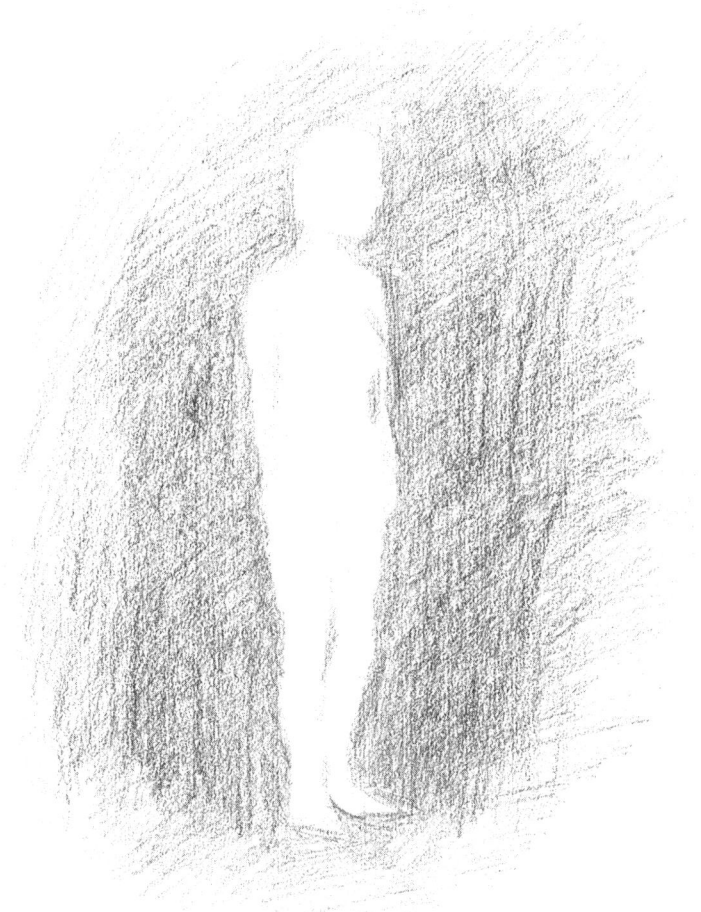

第二章　问题到底是什么

一个问题之所以成为问题,是因为我们如此看待它。问题本身并不是问题,我们如何回应它才是真正的问题。

——修·蓝博士

禅宗里有一句话这样说，你不能防止鸟儿在你脑袋周围飞来飞去，但是你可以不让它们在你头发上做窝。

　　这么讲并不是要否定我们自己，也不是让我们放弃对问题的关注。这一切只是让我们去尝试着了解自己是什么这个真相。这么做的时候，我们便进化成长了，我们体验到一种内在的自由，其他事情再也没法让我们烦恼了。

　　潜意识储存了我们所有的记忆。当这些记忆沉睡在我们的记忆银行里的时候，它们不是问题。但是当某人出现在我们的生活里，当我们来到某个地方，或处于任何一个状况的时候，储藏的记忆就被唤醒了。通过这种方式，记忆转化为念头并慢慢显现出来。这就是我们之所以要认识到人们出现在生活中的目的只是为我们提供一个机会的原因。那是什么样的机会呢？这个机会就是让我们对自己的生活负起全部的责任，并愿意说"对不起,请原谅,请原谅是我的内在创造了这些事情的那部分"。

你有没有意识到,当问题出现的时候,你总是在那儿?如果问题不在你的内部,你是不可能去感知到它的。问题只是我们记忆的重复,它们是记录在磁带上的信息。当这些带子开始播放的时候,我们才会认为它们是真实的。

问题之所以不停地重复,是因为当它们出现的时候,我们会跟它们纠缠在一起,而且紧抓不放。我们不去停止自己对问题的思考,反而深陷其中。因此,我们就吸引来更多的问题。其实,我们完全可以简单地放手,顺其自然。

你有没有意识到,当一个问题出现时,我们会禁不住地陷入胡思乱想之中?恶性循环一旦开始,我们就会忘记我们本来拥有着将那些磁带的转动停止下来的力

量。（详见图2）

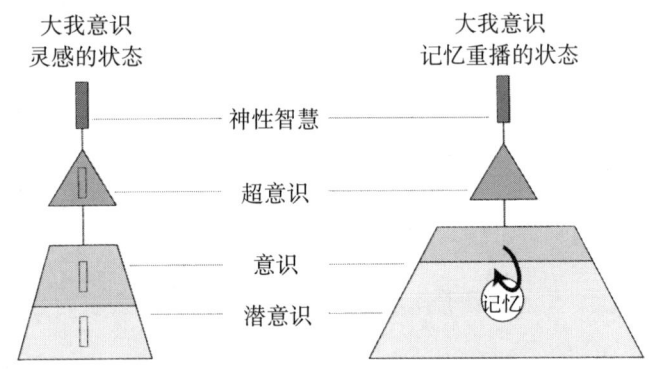

图2　灵感的状态与记忆重播的状态

在《当下的力量》这本书中，作者艾克哈特·托尔说：我们的理性是永远找不到答案的，它也不会允许你找到答案，因为从本质上来说，理性就是问题的一部分。

录音带从没有停止过，只不过它有时音量很小，小到让我们察觉不到，然而我们的潜意识并未停止播放。这就是为什么负起百分之百的责任是如此重要。因为只有通过这种形式,我们才能够渐渐明白,这些东西都不过是我们的记忆、念头和程序而已。

让我来举一个投影机投射影像到墙上或者银幕上的例子。我们都知道,虽然自己看见的图像是在墙上或者屏幕上的,但是真正的影像底片是在机器之中的。我们的问题也是同样的道理。问题不过是我们内在状况的外在投射。尽管如此,我们却会耗费整个生命并企图去更改那个屏幕,但问题却并不在那。我们不停地在错误的地方寻找解决之道。

要记住的是,问题、状况、人,它们并不像我们感知的那样存在于我们之外,我们感知到的东西仅仅是我们思想的投射。问题的本来面目也并不是我们通常认为的那样。我们从来不知道真

> 问题、状况、人,它们并不像我们感知的那样存在于我们之外,我们感知到的东西仅仅是我们思想的投射。问题的本来面目也并不是我们通常认为的那样。我们从来不知道真正发生了什么。问题永远都是清理的机会。

正发生了什么。问题永远都是清理的机会。

我们必须了解到自己是有能力去影响事件或问题的。因为正是我们自己创造了它。这其实是一个好消息，因为我们既然创造了问题，我们就可以不依赖其他人和力量来改变这件事。

有一个故事，讲述了村庄里有一个很穷的老人，他拥有一匹十分美丽的白色骏马，连国王们都嫉妒他拥有这样的宝马。

国王们愿意用重金来换这匹马，但老人说：对我来说，他不是一匹马，他是一个人，我怎么可以卖掉一个人或卖掉我的朋友呢？虽然这个老人很穷，但他从来不卖他的马。有一天早上，老人发现马不在了。全村的人都集合到这里说三道四："你这个愚蠢的老头，我们早知道有一天你的马会被偷的，如果你当时卖了它多好。真可惜啊！"

老人说:"大家不要乱猜了。你们只是看到马不在马圈里了。这是眼前的事实。其他的都是你们的判断。我不知道这是幸运还是不幸,因为这只是生活的一个片段。谁知道明天到底会发生些什么呢?"

人们继续嘲笑这个老人,甚至有些人认为这个老人真是疯了。但是15天之后的一天晚上,白马回来了。它并没有被偷,它只是自己跑了出去。不仅如此,它还带回来12匹野马。全村人又聚集起来说:"老头,这真是塞翁失马,焉知非福啊,看来你是走运了!"

老人说:"你们又被眼前的事迷惑了,事实上只是这匹马回来了。谁知道这是好运还是厄运呢?这只是一个片段而已,你们只读到了整句话中的一个单词,你们怎么能通过某个词来评判一整本书的好坏呢?"

这一次,全村人没有多说话,但是他们心里都觉得老人错了。12匹美丽的野马从天而降,怎么能说不是一个好运呢?

老人有一个儿子,他开始训练这些马。一个星期以后,他不小心从一匹马上摔了下来,摔断了双腿。全村人又一次聚集起来七嘴八舌,"这真是一场噩梦啊!你唯一的儿子现在摔断了双腿,他以后都要靠你来生活了。你现在比以前还要困窘了。"

老人说:"你们的脑袋塞满了主见。不要扯远了。我们应该这么看,我的儿子只是摔断了双腿,没有人知道这究竟是好事还是坏事。生活是一个片段接着一个片段展开的,我们现在依然不能了解全貌!"

又过了几个星期,这个国家开始打仗了,村庄里所有的年轻人都应征去参军,只有这个老人的儿子因为腿伤而留了下来。全村的人都在号啕大哭,抱怨这是一场没有希望的战争。他们知道这些年轻人可能永远也回不来了。

村民们说:"老头你真的是对的,这是一个好运,虽然你的儿子已经瘸了,但他还能跟你在一起,而我们的儿子却可能永远回不来了。"

"你们还在判断。"老人说:"没有人知道事情的结果到底会怎样。眼前只是你们的儿子被强迫参军了,而我的儿子没有去参军。只有上帝知道这事是好还是坏!"

一旦我们形成一个观念和判断的时候,我们就是画地为牢。我们自己困住了自己。

> 一旦我们形成一个观念和判断的时候,我们就是画地为牢。我们自己困住了自己。

《佛陀的教诲》这本书讲道:一个被自己的喜好所影响的人,是不能明白事情的真正含义的,因为他们经常在事情还没发生时就开始悲观绝望。而那些脱离了执着的人,才能够透彻地理解每一个状况所蕴藏的意义。他们会认真对待每件事,并把它当作新的机会。书中又接着说:祸兮福所倚,福兮祸所伏。只有当一个人不再去区别什么是福祸,什么是善恶的时候,他才能获得真正的自由。

> 事情从来不是它表面显示的那样。理智也从来不懂得真相。它的理解充满局限。

事情从来不是它表面显示的那样。理智也从来不懂得真相。它的理解充满局限。然而,我们的内在有一部分是知道事实真相的。理智与内在智慧的区别就像是,理智是井底之蛙,以为自己看到了一切,而内在智慧则像是立于珠峰之顶的雄鹰,将山下景色尽收眼底。

我们更倾向于到心理咨询师那里倾诉,或者找邻居闲谈,却从来不愿跟神交流。神性智慧的大门永远为我们敞开,这些智慧就在我们心里。但我们却情愿作一只肤浅的井底之蛙,坐在那里夸夸其谈,抒发自己各种有限的判断和见解,因为这是我们的教育使然。我们早已习惯这种思维运作模式了。

然而，当糟糕的情形出现时，我们仍可以选择自己回应它的方式。下面这个故事极好地诠释了这个概念：

有一天，农民的一头毛驴不小心掉进了一口废弃的井里。这头驴悲伤地哭了好几个小时，农民起初也很努力地试图把它救上来。可最后，农民认为这头驴的年龄实在太大了，而且这口井也将要被废弃填埋了，所以他觉得没有必要再费那么大劲儿把它救出来。于是农民请了他的一些邻居来帮忙。每个人都铲土扔到这个井里，想把这个井给埋起来。最开始，当这头驴意识到主人的意图时，它哭得更加伤心了。但是过了一会儿，令人惊讶的是，驴安静下来了。随着井里的土越来越多，农民终于决定看看这头可怜的驴到底怎么样了。但他们诧异地发现，随着人们每扔一铲子土到井里，这头驴竟然做了一些不可思议的事情。它会把落在他身上的土抖掉，然后把土踏实踩在蹄子下。这样，人们不停地扔土，毛驴就不断地上升。很快，这头驴就到达了井口，一跃而出。

生活就像是把各种各样的土扔在你身上。而从井中逃脱出的绝技就是抖落这些土，然后踩在上面更上一层楼。每一个问题，每一个麻烦都是我们上升的台阶。

只要永不放弃，我们就可以从最糟糕的境况中解脱出来。抖抖尘土，更进一步！

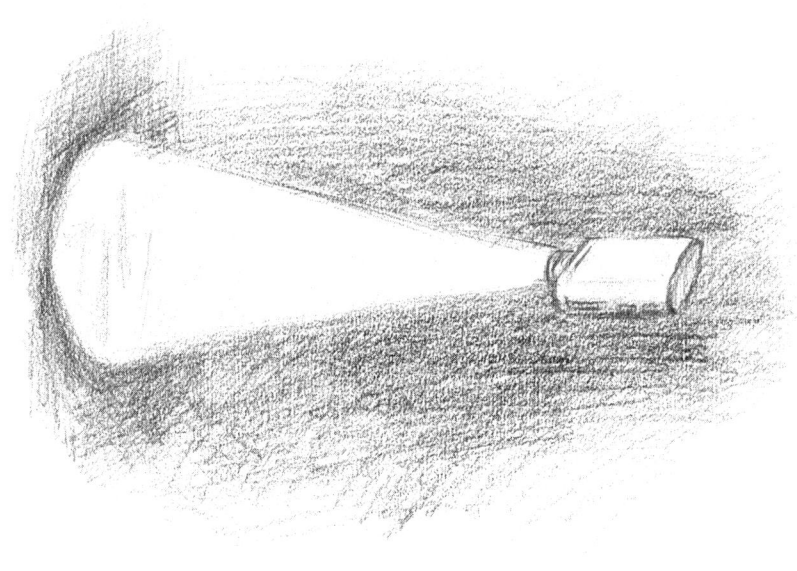

第三章 信念

我们真正的力量是幸福,而幸福来自于臣服。

—— 丹·米尔曼《深夜遇见苏格拉底》

我大半生都不信奉神灵，神对我来说根本不存在。我一直认为，自己从小到大的成就都是靠劳动、专注和努力而取得的。的确，我们犹太人都很传统。作为一个遵纪守法的犹太人，我很尊重那些传统，但却不相信神灵。可是当我最终觉醒的时候，却发现自己的内在有一个从未被发现的崭新世界。后来，我和大儿子讲：乔纳森，生活也可以很简单。他很困惑地看着我说：你以前可不是这么讲的！我回答说：是啊，我知道。但现在我更明白了！就在这一刻，我没有丝毫的疑惑。这是一种无形的感觉，无法用言语来表达，它只存在于我的内心。我们每个人都可以找到它，因为它从未离开过我们。

就像其他优秀的会计师一样，我注重结果，努力观察，可自从我开始觉醒以后，回顾以前的生活，我很难相信自己居然那样生活过。

有些人是在教堂和寺庙里寻找到了他的神。而其他人，例如我，却无法这样。有一天，当我们觉醒过来，开始内省，我们才会发现，这真是踏破铁鞋无觅处得来全不费工夫，不论神如何显化，也不管我们是否称它为上帝或佛祖，它总是和我们在一起。无论我们走到哪里，它都会对我们不离不弃。

我们丝毫不了解神是如何运作的，也不知道它可以为我们做什么。这完全超乎我们的想象力。人们所谓的奇迹是真实存在的。如果我们可以停止用理性去理解这一切，如果我们愿意放下自己的评判和主见，并且学习顺随生命之流，那么我们就可以在生命的每一刻体验到奇迹。有一点必须了解，我们才是自己生活的最大障碍！

> 如果我们可以停止用理性去理解这一切，如果我们愿意放下自己的评判和主见，并且学习顺随生命之流，那么我们就可以在生命的每一刻体验到奇迹。有一点必须了解，我们才是自己生活的最大障碍！

我们嘴上说要信任神,其实自己从来没有真的相信他。我们说要把自己的问题交托给神,但其实我们依然紧紧地抓着这些问题不放手。当我们不能停止思考那些问题,我们便会焦躁不安。我们告知神我们想要靠自己的力量解决一切,因为我们并不信任他。就这样,我们所有的祈祷都没有得到回应,因为我们有太多自己的"期待"。我们相信只有自己才会知道什么是对的,什么是完美的。因此,当我们向神祈祷的时候,我们经常用一种命令的口气,告诉他我们想要什么,怎么得到,什么颜色,在什么时候获得……然而,神在我们发问之前,就已经了解真相了。他跟我们如此紧密,我们根本不需要大声喊出自己的愿望,只是想一下就可以了。神可以给予我们的比我们想象中的要多得多,他一直在等待我们给他这个许可,让他可以把这些礼物奉献给我们。如果我们祈求具体的事物,例如,"噢,神啊,我很想要足够的钱到欧洲去旅行!"那么,我们就在自己的请求上设加了限制。神每时每刻都会把最好的东西奉献给我们。在刚才的这个例子中,也许对我最好的安排是去南美洲而不是欧洲,但因为我们如此相信自己之前的那个念头,以至于封闭了头脑,旅行所需的金钱就不会来,这只是因为我们祈求的对自己并无益处。也许我会在欧洲遭遇一场事故并死在那里。所以当我们封闭自己的时候,我们便错失了那些对我们最好,也是最完美的安排。

有时,神会像慈爱的父母一样拒绝我们,因为像孩子一样的我们不会知道他们的行为会带来怎样严重的后果。因此,祈求的诀窍就在于要祈求对自己最好,也是最正确的事物,因为我们不知道什么才是对自己最有益的。所以,放下你的个人意愿。相信在恰当的时候,最合适、最完美的东西一定会到来。我们不知道它会以怎样的方式来呈现，但如果要想收到这个惊喜，我们必须给予许可。

> 神（爱）的神迹不可言说。如果我们全心全意地接纳它，相信它，信任它，一切都会自然到来。

神（爱）的神迹不可言说。如果我们全心全意地接纳它，相信它，信任它，一切都会自然到来。唯有神才能开启那扇大门，把最能帮助我们的良缘益友带到我们的生命中来。只要我们不把时间浪费在闲谈上，学会向神直接倾诉，它就总能在最恰当的时间把我们安排在最恰当的地方。

心怀神灵就可以把我们从问题中解救出来。同样，感激也会让我们自动改变自身的频率。这世上总有一些东西值得让我们深怀感激。

深蓝小孩曾经说：如果你想象并深信一些事情，它们就会发生。如果你幻想它发生，但内心却又不相信，那这种想象的力量就难以呈现出来。这就是说我们必须信任,而不只是等待或者只是希望某事会发生。怀有信念意味着对所有的机会保持开放的心态。它还意味着我们允许生命带给自己更多惊喜,意味着我们敢于进入未知的领域,并且不再恐惧各种不确定性。当一个人怀有信念的时候,他的心门便敞开了。很多时候,由于我们缺乏自信,惧怕未知,使我们在原地踏步,无法解脱。

> 如果你想象并深信一些事情,它们就会发生。如果你幻想它发生,但内心却又不相信,那这种想象的力量就难以呈现出来。

我们要向一粒种子学习。尽管她不能想象自己长成一朵兰花,但是她却有勇气敞开自己,破壳萌芽,不畏风雨。她完全接纳从破土而出到沐浴在阳光下的这个过程。一个充满痛苦的心灵无法体验被爱的感觉,也无法安住在平和宁静之中。痛苦扭曲了我们对一切的感知。很多时候我们要勇于打破旧的模式、思维和信念。这意味着我们需要穿越一个黑暗的隧道,也许在这个过程里还会经历到一些痛苦,但这是我们唯一可以超越痛苦见到光明的方式。

……

耶稣常说,如果想要进入天堂,我们就必须像孩子一样纯真。天堂就在此时此地。决定我们能否身在其中的是我们自己。要到达那里,我们只需放弃过多的妄想,放弃自以为是。我们的思维、知识及教育常常使我们离自己的本性越来越远。天真无邪就是上帝赋予我们的内在智慧。

当然,我们必须有勇气踏上这条道路,但胜利是百分之百确定的。我们必须拥有尝试、信任

> 当我们开始相信并怀有信念,我们的内在便得到了转化,我们的思想就会变得清明。

和臣服的勇气。当我们开始相信并怀有信念,我们的内在便得到了转化,我们的思想就会变得清明。一切看起来都会不一样。我们尝试用言语来描述这种转化,却发

现自己对此无能为力。这只是因为,并没有言语可以描绘那种境界。我们只是直觉地知道我们找到了心灵的智慧。

现在,我想讨论一种非常重要的信念——一种认识自己的信念。除了我们自己以外没有什么值得相信的东西。我们不必去信仰上帝、耶稣、佛陀、摩西等等,除非这种信仰让你感觉舒服。我们需要做的就是信任自己,信任我们内在的那个力量。要拥有这个力量,我们必须放下很多信念、观点和判断,学习爱上我们本来的样子,接受自己。我知道做到这点并不容易。我们甚至没有办法清醒地意识到究竟是什么样的信念在影响我们。但是通过本书教给你的方法,你不必知道那些信念是什么,只要允许它们离开就好了。

当我们全然地信任自己,无条件地爱自己时,我们就所向披靡了。人们会感觉到你的转变。这些变化,没

> 当我们全然地信任自己，无条件地爱自己时，我们就所向披靡了。人们会感觉到你的转变。

有必要刻意地讲出来。当我们信任自己的时候，我们就会注意到有些人终将远去，而有些人则会到来。他们会带来我们长久渴望的那些机遇。而更为关键的是，我们要接受自己本来的样子，不再认为自己总是不够好，不够聪明，没有足够的钱，或者大学文凭是证明自我价值的必需品。我们只需改变对自己的看法。

最重要的是，我们必须把自己放在第一位，停止苦心经营由他人为我们设置形象的状态。我们必须觉醒，认识到真正的力量源于我们的内在，而不是来自别人对我们的认可。当我们充分信任自己，我们内在的天赋便会自动地展现出来，幸福的感觉将开始发芽。信任自己会让我们体验到爱，学会享受生活。

日常生活每天都在我们的头脑里翻来覆去，战争也都发生在我们的脑袋里，而只有我们自己才能使它归于平静。记住,从某个角度来说,我们总是对的。如果我们说能,我们就能;如果我们说不能,结果也会如此。我们存在于此的目的是去享受生活,享受幸福。全然地信任自己,给予我们活出真实自己的自由。而作为回赠,它会带给我们渴望已久的幸福。

> 日常生活每天都在我们的头脑里翻来覆去,战争也都发生在我们的脑袋里,而只有我们自己才能使它归于平静。

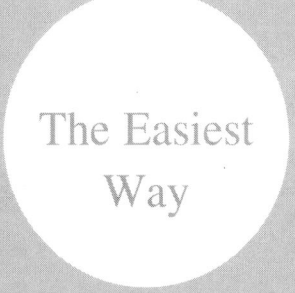

The Easiest Way

Solve your problems and take the road
to love, happiness, wealth and the life
of your dreams.

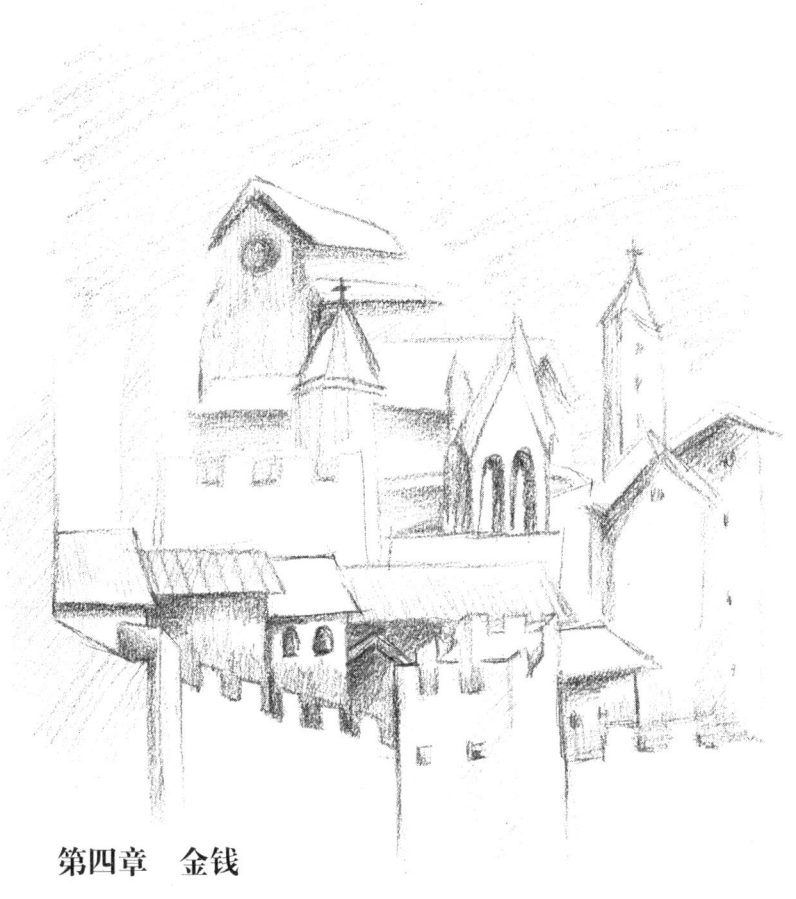

第四章 金钱

即使拥有了自己所渴望的一切,我们也很快就会发现,那个空虚仍在那里,它是一个无底洞。

——艾克哈特·托尔《当下的力量》

在经历了 20 年的婚姻之后,我跟丈夫分开了。离开的时候,我仅仅带走了一些随身物品。我甚至没有带走孩子,因为他们的父亲决定跟他们一起生活。我全然相信自己可以一个人生活下去,而且也很感激自己现在可以拥有一个重新开始的机会。从另一个方面来讲,那时的我已经领悟到幸福并不来自于外在的物质,所以我不需要任何财产。而且拥有的越少,我就越发感到自由。

有一个朋友建议我们一起合租房子,这样我们都可以搬到一个更加漂亮宽敞的地方。这个主意不错,于是我们俩找到了一栋很漂亮的联排别墅。我从来没有想过我们能承受这栋房子的租金,但因为可以证明我们有两个收入来源,所以我们最终还是成为了房客。

结果,在签约的前两天,我的朋友打电话告诉我她改变主意了,她准备到亚利桑那州去生活。于是我马上就通知了房地产中介,告诉她这个合同要改到我的名下,而我成了唯一的承租方。对方觉得没有问题,因为她对我已经知根知底了。

签了为期一年的合同并搬入新家后不久,我就开始从四面八方收到工作邀请。很快,我就意识到自己完全可以轻松地支付租金,而不需要跟任何人分摊房屋租金了。

八个月后,房主打来电话,说他想卖掉这栋房子,因为他知道我很喜欢它,他愿意给我优先选择权,但如果我不感兴趣,就必须要在九月前搬出去。

我当然很想买下这个房产,继续住在这里,但怎么买呢?我没有足够的钱去付首付,因为我是一个会计师,所以我明白我没有贷款的资格。我的理性告诉我现在就开始整理行装准备搬家吧。但是自己的内在好像有一个声音在告诉我说,那并不是最好的选择。就在那一刻，我对自己说，如果神认为这个地方适合我，他会给我送来一个贷款的，因为我目前真是束手无策了。我必须放开，允许新的可能性发生。我能够做的最好的事情就是臣服、信任，并把整个事情都交托给宇宙。

后来，有两个人告诉我，他们也许可以帮助我减免一些手续，以便获得贷款。然而，当合同到期，我还是没有得到贷款。所以我就打电话给房主坦白实情，我决定不去担心自己到底要怎么跟他说，或说什么来说服他，我只是充满信心地把这个状况交托出去，全然地信任。当我把实情解释给他听，令人惊讶的是，他回答道："OK，玛贝尔。事实上，现在也不是卖房子的最佳时机。所以，我可以跟你续约。你把这个合同改一下传真给我，我给你签字。"

后来我并没有打电话给那个帮我弄贷款的人。而乔治却直接打电话跟我说他可以帮助我，而且在合同到期之前，他就帮助我获得了贷款。真得谢谢他！

当我们不再执着于事情的结果，不再担心当前的状况，放弃对自己的主观判断，意识到我们的确什么也不知道，完全交托自己，并接纳生命的过程，只有在这个时候，我们才可能体验到生命之流的美妙。一切都会变得轻松简单，好运也将源源不断。神早就为我们准备好了一切。如果我们观察周围，就会发现神的创造无边无际又很丰盛。只有人类的创造才是贫乏和局限的。鸟儿们飞翔得无忧无虑，因为它们知道自己会在四周找到食物，无需远离生活的区域。

> 当我们不再执着于事情的结果，不再担心当前的状况，放弃对自己的主观判断，意识到我们的确什么也不知道，完全交托自己，并接纳生命的过程，只有在这个时候，我们才可能体验到生命之流的美妙。

要实现我们的愿望，需要我们充满信任和信心，这是宇宙需要我们踏出的唯一一步。如果我们能够信任并学会臣服,一切所需都会轻松来到我们身边。重要的是,你要用心(而不是用脑)去理解宇宙不会让我们匮乏的善意,并且对这点要百分之百的坚信。当我们认为自己的祈祷没有得到回应,也没有任何效果产生时,那并不是因为神没有倾听。很多时候我们把神当成了我们的仆人,我们跟他要求这要求那,告诉他该怎么做,需要什么颜色和时间,等等。可这并不是宇宙运作的法则。我们必须学会不作任何期待,请求最适合自己的事物到来,然后充分释放,不再执着。神在生命中的每一刻都只会奉上完美。领悟这个的秘诀就是交托,不执着,顺随生命之流,对最不可能发生的事情都保持开放与接纳的心态。

> 我们的问题在于我们总是抱有期待,我们总想提前得到那些东西,没有耐心,又很缺乏弹性。

我们的问题在于我们总是抱有期待,我们总想提前得到那些东西,没有耐心,又很缺乏弹性。我们意识不到所有的一切都只来自一个源头，而那个源头知道我们所需要的一切，了解我们需要什么，什么时候需要和怎样获得。我们以为是通过自己的工作、伴侣、投资选择，创造了那些机会，而实际上这只是事物以不同的方式呈现而已。当一扇门关上的时候，只是因为有另外一扇门已经自动打开了。

当一个问题出现时，我们最糟糕的选择就是马上开始担心焦虑。这样做，我们就会陷进去，也限制了自己，因而吸引来更多我们不想要的事物。事实是，我们就像一块磁铁一样：心里想什么，就会引来什么。重要的是，活在当下。而我们往往把整个生命都浪费在过去的记忆和经验里，或者消耗在对未来的担忧中。金钱与其他任何东西一样，当我们需要的时候，它就来了，不会提前也不会迟到。我们只需敞开我们的心，让信任充满它。

有人曾经跟我讲过这样一个故事：有一个女人要外出，看到有三个长胡子老人坐在她家花园前。由于她不认识他们，所以她说："虽然我不认识你们，但是我想也许你们都很饿了，到我们家里来吃点东西吧。"长胡子老头们问道："这个房子的男主人在家吗？"她说："他不在。"三个老人说："哦，如果是这样，我们就不能进去。"到了晚上，女人的丈夫回到了家里，女人把事情告诉给他听。丈夫说："告诉他们我已经回来了，请他们都进来吧。"女人出门，邀请老人进来。老人回答："我们三个人不能同时进去的。"女人问："为什么呀？"这时候，其中一个老人指向另外两个老人说："他的名字叫财富，而他的名字叫成功，我的名字叫爱，你回去跟你的丈夫商量下，你们想请我们三个人中的哪一个进去吃饭？"于是，女人回去跟她的丈夫商量。男人很开心地说："太好了，如果是这样的话，我们请财富先生进来吧,请他给我们带来丰盛。"太太不同意,她说:"亲爱的,为什么我们不请成功先生进来呢?"这对夫妇的女儿一直在听他们的对话,然后她跑过来对父母说:"请爱先生不是更好吗?那样我们的屋子就会充满了爱。"男人跟妻子说:"让我们听女儿的吧!请爱先生进来!"女人走出来问这三个老人:"你们之中哪一个是爱先生呀?我们希望你成为我家的客人。"爱就站起来往屋子里走。结果,另外两个老人也站起来跟随着他。女人很吃惊地问:"我只请了爱进来,为什么你们都一起进来了?"老人答道:"如果你请的是成功或者财富,那么另外两个一定会待在外面的,但是你现在邀请的是爱,无论爱走到哪儿,我们都会跟到哪儿。"可见,爱所在之处,必有成功与财富。

金钱并不邪恶。然而,只把金钱放在第一位就变得很可悲。当我们为了钱而努力,一切都显得困难重重。

> 我们必须找到自己热爱的事情,那些可以带给我们幸福和满足感的事情,那些即使不计回报也让我们乐此不疲的事情。每一个人天生就有一些禀赋,可以比别人更擅长某些事情。这些礼物来自我们的内在,而非一纸大学文凭。

钱会从我们的手中溜走,它来的快,去的也快。我们必须找到自己热爱的事情,那些可以带给我们幸福和满足感的事情,那些即使不计回报也让我们乐此不疲的事情。每一个人天生就有一些禀赋,可以比别人更擅长某些事情。这些礼物来自我们的内在,而非一纸大学文凭。

丰盛和繁荣是跟我们的意识紧密相连的。当我们觉悟自己的本性,我们便会知道自己已经拥有了所需的一切。在觉悟的那一刻,我们就已然活在繁盛之中了。当我们敞开自己的心,充分信任,我们便准备好要接纳一切即将呈现于我们面前的生命礼物了。

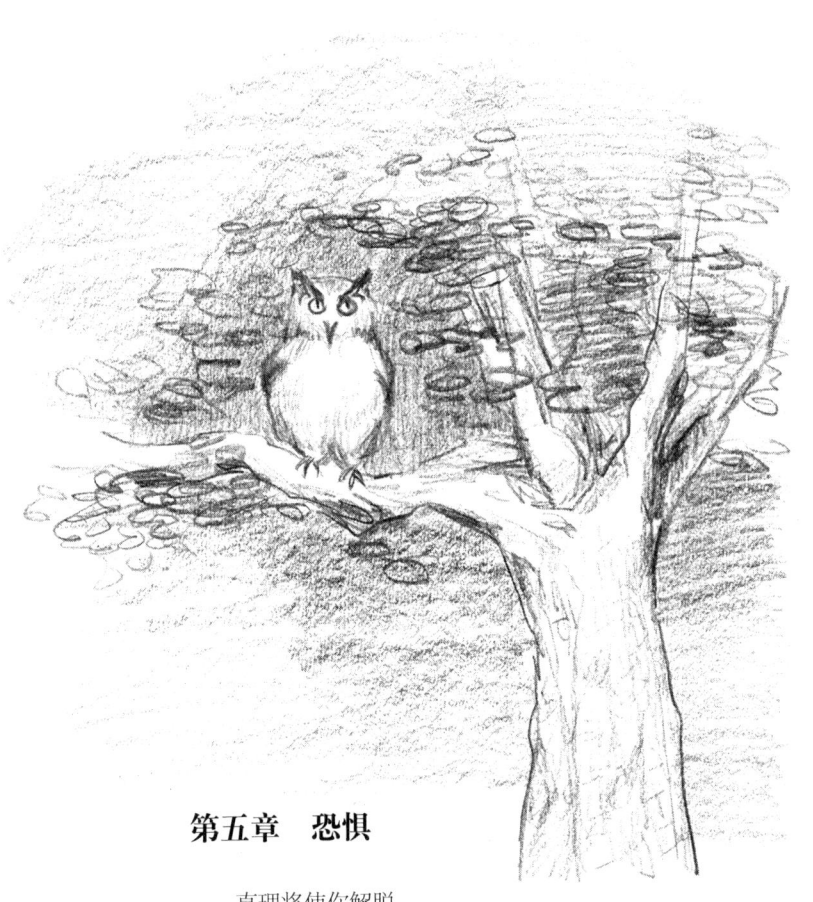

第五章 恐惧

真理将使你解脱。

——耶酥

在我决定追寻灵性的旅程中,我必须面对自己内心的很多恐惧。当我结束了我二十多年的婚姻,离开我的孩子,重新开始我的事业,并在没有多少积累的状况下签了一个需要负全责的房约时,我感到深深的恐惧。然而尽管很害怕,但信念和信心却推动着我继续前进。那个内在的声音告诉我,我一定能行。这种安全感并非凭空而来,而是通过阅读书籍,参加各种工作坊,勇敢面对挑战和拥抱生命中的各种变化而慢慢获得的。我在"重生"和"桑拿房"等一些心灵课程中学到了很多很多。

在桑拿房里,四处漆黑一片,热气逼人,当你呼吸的时候,胸肺都感觉难受极了,人好像要死了一样。在沙斯塔山①,带领我们进行这个练习的印第安人告诉我

---

① 美国加利福尼亚州北部的死火山。

们：在桑拿房里，除了体验臣服和洞察自己以外，我们没有其他选择。我记得当时我有两个很重要的想法：如果上帝允许我做这个体验，就一定是很安全的。之后我又马上告诉自己：玛贝尔，如果你可以做到这件事情，那么你就可以成就任何事情。我想我把很多装有恐惧的包袱都留在那个桑拿房里了。

当我们真正认识自己，并发现自己所拥有的力量，我们便会明白，没有什么好恐惧的。我们一直受到上帝的眷顾和保护。

所有人都会历经恐惧之苦，我们甚至可以称它为一种疾病。

我们习惯了恐惧，习惯了痛苦，恐惧或者痛苦甚至已经到了成瘾的地步。我们选择受苦，因为我们熟悉它，知道它是什么感觉的。尽管我们是在受苦，我们却感到很舒坦。恐惧是常客，大家见怪不怪，习以为常了。

当我们敢于直面恐惧，穿越恐惧时，我们也就穿过了阴暗的隧道，看到了光芒。当我们认识到真相，我们不仅欢呼雀跃，感到开心，并且在回头看的时候，也会发现过去并没有我们想象中的那么糟糕。

我曾经参加过一个商务课程，有个人跟我讲了他成为一名地产经纪人的过程。当时他很年轻，在上班的第一天，他的老板问他："你想不想买卖房子啊？"他立刻回答道："当然想啦！"

老板带着他来到一个街区，然后告诉他："今天我就把你留在这里，四个小时后我会来接你的。去挨家挨户拜访吧，问他们是不是要卖他们的房子。"老板给他留了一张有一百个小方框的表格。然后告诉他，每当有一个人说 NO 的时候，就在那个格子上画一个叉。老板说：去吧，去寻找你最开始的 100 个 NO 吧。年轻人觉得不可思议，但是"上了贼船"也就没有什么办法拒绝了。结果是，虽然有很多人都说了NO，但是让他惊奇的是，也有很多人说了YES。有些人的确正在考虑卖掉自己的房子并想了解更多的信息。那一刻，这个年轻人就意识到，每当有一个人说NO的时候，他就会更加接近下一个YES。

我们都很害怕听到NO，害怕被拒绝。但如果我们不愿意冒险去接受NO，我们永远也得不到YES。当别人跟我们说NO的时候会发生什么呢？如果我们认真去思考这个问题，NO看起来也并不是很糟啊。

克服恐惧的能力是成功者和平庸者的最大区别，它决定了一个人是否能从生活中获得圆满，还是为其所牵绊。

> 克服恐惧的能力是成功者和平庸者的最大区别，它决定了一个人是否能从生活中获得圆满，还是为其所牵绊。

恐惧来自我们内在的不安全感。我们不知道自己的本性，更不知道我们有力量和能力去吸引最适合我们的事物。当我们信任自己的时候，我们便会慢慢意识到生活的每一刻都是完美的。如果有人对我们说 NO，这其实也没什么大不了，因为我们在那一刻所寻找的东西可能并不真正适合自己。当我们爱并接纳自己的时候，别人的评价和判断就无法影响我们。我们也不会往心里去。

那些信念坚定的人明白，在被拒绝的时候，一些更美好、更适合的事情正要到来，他们会满怀信心地等待。不过，另一方面，那些迷失自我，不明本性的人，也会在这种时刻感受到巨大的恐惧。

我们每个人都会有恐惧，从清洁工到国家总统，恐惧没有阶级之分。唯一不同的就是有些人敢于面对恐惧，穿越恐惧。

勇气，是意识到这些改变的必要条件。如果我们自己不去做,也就没有人能帮助我们。耶稣和佛陀也不会回来拯救我们。转化所需要的力量来自我们的内在。转化本身也是一个内在的过程。探索之路没有捷径可走,每一个人都要选择自己的道路。我们越勇敢,走得越远,也就拥有更多的机会。令人欣慰的是,这些恐惧只存在于我们的头脑中,是我们创造出来的。只有我们可以改变它们。信念和记忆可以被擦除。我们的生活不需要它们。我们的自由也取决于这个擦除的过程。打破头脑中的思想禁锢,我们便打开了通往灵魂的大门,重获自由。

恐惧和痛苦就像我们选择勇敢坚强一样,是一种选择。它取决于我们在每个当下所作出的决定。有时候,我们在前进的道路上必须突然停下来,作一个巨大的调整。从某种意义上

> 恐惧和痛苦就像我们选择勇敢坚强一样,是一种选择。它取决于我们在每个当下所作出的决定。

来说，我们必须先置之死地而后生。在这里，死亡是指向我们内在"非真"的那部分，是我们自以为是的身份，是我们想在别人眼中苦心经营的形象。更糟糕的是，我们为了这个形象把自己也给骗了。

恐惧是建立在我们心中那种不好的事情将会发生的假设，以及对这些坏事真会发生的深信不疑之上。这种负面的信念不可小觑，恐惧也有移山之力。

一次，我在书中读到，成功的标准并不在于我们取得了多少成就，而是在于我们面对过多少挫折障碍。

很多时候，幸福就在转角处，而那也是一个我们从来不敢面对的转角。

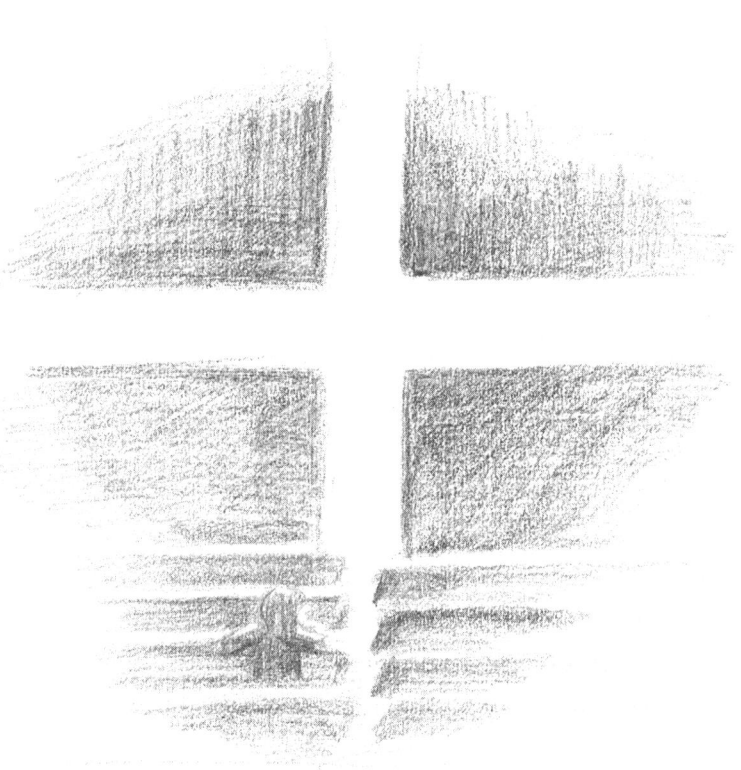

第六章 爱

爱是武士的宝剑,无论剑落何处,它都赐予生命,而非死亡。

——丹·米尔曼《深夜遇见苏格拉底》

曾有人问一个深蓝女孩,她是如何理解爱的。她笑了,好像他们问了她一个甚是怪异的问题似的。她回答说:"我无法跟你们谈论爱,如果我可以的话,那它便不是真实的,因为爱无法用言语来形容。"

那个人继续坚持:"那么,什么是真爱呢?"

女孩继续笑道,"你又犯了同样的错误。你能看出来理解这件事是多么困难了吧!"

不管我们多么尽力地想要停止思考,都几乎无法办到。我们总是想用头脑去理解一切,然后又把我们所理解的东西表达出来,但是我们的头脑无法理解爱,因为爱与思考之间没有任何关系。

> 爱是不能被理解的,它只能被感受。生活不是幻想成功或者锤炼完美,生活是全然地爱。

丹·米尔曼在他的《深夜遇见苏格拉底》一书中写道:爱是不能被理解的,它只能被感受。生活不是幻想成功或者锤炼完美,生活是全然地爱。我们总是想把所有的东西都变成头脑里的概念。不要白费力气了，就用你的感觉吧。

有一天，我跟我的孩子乔纳森和莱昂内尔说，不论他们是什么样子，我都会爱他们。我对他们的爱与他们做或没做什么无关，也和他们的行为无关，与他们是否取得了大学文凭无关。孩子们瞪大了眼睛，好像我说的是他们这辈子听过的最奇怪的话。

我们都有很多恶习，也把这些不良习惯传递给了我们的孩子。而我们就是这样学习生存的。当然，这也是因为我们不知道世上是否还有更好的生活之道。在孩童时期，我们被灌输只有去做某些事情，或是举止得体，才能得到别人的喜爱、许可及接纳。但很不幸的是，在这个过程中，我们并没有学会爱惜和接纳自己。矛盾的是，别人也以我们对待自己的方式来对待我们。这样一来，我们对爱和接纳的渴望就由于我们缺乏自爱的能力而永远得不到满足。

缺乏自爱的我们也不可能真正地爱任何人。如果不接受这个事实，我们不仅是在欺骗自己，也是在欺骗别人。我们要学会接纳自己本来的样子。为了博取他人好感而做事是行不通的。如果某种做法对我们自己无效，那么对别人也一样无效。特别是像我们做妈妈的，我们倾向于认为，为了孩子，我们放弃一些很重要的东西，做了很多自我牺牲。然而我们能给孩子的最好的礼物就是爱我们自己。孩子们通过观察我们而身体力行，他们也能学会如何爱自己，避免在错误的地方寻找爱。当我们摆正自己的位置，别人也会找到他们合适的位置。

越是努力博取他人的注意与好感，我们就越不可能体验到自己所渴望的爱。我们必须学会开心，学会享受

> 为了博取他人好感而做事是行不通的。如果某种做法对我们自己无效，那么对别人也一样无效。

生活的每一刻，不把别人的看法放在心上。最重要的是如何看待我们自己。源于自性的爱是我们最强大的转化力量。爱，始于我们自己。在外面找寻它是徒劳无功的。爱不在外面。而我们却浪费大半的生命在错误的地方寻求爱，总是不明就里地乞求别人来满足我们。

我们经常犯的另外一个严重错误，就是认为如果我们要得到幸福，就必须拥有一位伴侣。我们想当然地认为另外一个人可以带给我们所渴望的幸福。然而，即使我们找到一个爱我们的人，我们仍旧不快乐。我们感觉自己是不完整的，并不断在别人身上寻找自认缺失的那部分。这是在浪费时间。我们必须从自己的内在寻找爱。当我们找到它的时候，我们就会幸福自在。一旦我们热爱并接受自己本来的样子，我们才会发现，实际上我们并不"需要"另一半。最终，如果我们开始寻找另外一半，则是出于我们想要这么做，我们选择这么做，而非我们需要这么做。在这种状况下,我们就可以活在自由选择中,而不是被需要所迫,逐渐变得身不由己。

由于对自己缺乏信任,我们就不能真挚地爱我们自己。我们嘴上说很自信,实际上我们的爱却充斥着占有欲。例如,作为母亲,我们不允许孩子以他们自己的方式成长,他们变成了我们的思想、信念和感知的奴隶。有时候,我们会不自觉地建立一些充满嫉妒的关系。这并不是爱,但是我们却无法自控。它们就是在我们脑子里不停播放的那个录音带。我们看不到每个人的真实本性,我们对他人的感知被思维和记忆给污染了。

荷欧波诺波诺含有两个智慧法宝——"我爱你"和"谢谢你"这两个词。大声对某人念出这美丽的语言可以带来不可思议、极其宝贵的体验。即使有时候你不在状态,下面的做法也可以让你感受到这语言的强大威力。当有人做了一些让你感觉不公平的事情时,当有人让你很反感时，与其选择回应他们，或者在心里批判他们，又或是试图说服他们，不如在自己的脑海里重复刚才那两句话，多少遍都可以，不停地说我爱你，我爱你……谢谢你，谢谢你，谢谢你……这个方法往往会带来令人惊喜的效果。当你这么做时，有时候那人会在我们完全没有预料的情况下，请求你的原谅。

还有些时候，具体情况并没有什么变化，但我们却不会继续在意那件事，也不再受其影响了。对不同的清理对象，清理的

> 人们来到我们的生命中是为了显示我们需要改进的方面。人际关系就是映射我们自己的镜子。

难度并不相同，有些难度要相对小一些，然而还有些人我们对他们可能有更多的记忆和纠葛。我们要牢记，外面的人、事、境况是随着我们对其感知的变化而变化的。这道理适用于每一个人。一切都会受到他们的感知、主见，还有记忆的影响。生活就像一部被我们看了很多遍的电影，

它不断地循环播放，就是因为我们每次看到它都禁不住对其内容作出反应。我们对问题的反应就是记忆程序的重复播放。这些问题大多都是我们以前曾经遇到过的障碍，但是从来没有被解决掉。基于这个原因，这些场景又回来给我们多一次机会去以不同的方式对待它。人们来到我们的生命中是为了显示我们需要改进的方面。人际关系就是映射我们自己的镜子。我们有静观其变、不受情绪影响的能力。我们可以展开另一个自己——一个充满爱的自己来迎接一切变化。明白这一点，我们便可以保持觉知，全然对自己负责。例如，如果有人与子女的关系出了问题，最好的解决办法是等孩子睡着时跟孩子谈话。你唯一需要跟孩子说的就是：你爱他们，你很感谢他们来到你的生活中。除非孩子征求你的看法，否则，把自己的观点强加给他们是不合适的。试图说服他们你是对的，他们是错的，不会有什么效果。既然判断到底什么最适合自己极其困难，那连自己都搞不清楚的时候，又如何知道什么才是对他人最好的呢？

感恩是另一个强有力的工具。当我们感到压抑或悲伤的时候，最有效的解决方法就是去想一想我们生命中那些值得感恩的美好事物。这么做可以在瞬间转化我们的能量频率。我们把自己提升到了更高的层次，也就超越了那些问题。有时候，我们意识不到自己所拥有的东西的存在，因为我们把注意力完全放在了我们自认缺乏的物体之上。事实是我们早已拥有一切，包括爱。我们唯一要做的就是允许自己去接纳它，感受它。

> 当我们感到压抑或悲伤的时候，最有效的解决方法就是去想一想我们生命中那些值得感恩的美好事物。

通往幸福的最大秘密，不是从外面寻找，更不是寻找更多。它取决于我们去爱的能力和我们是否能更多地享受自己的存在。

The Easiest Way

Solve your problems and take the road to love, happiness, wealth and the life of your dreams.

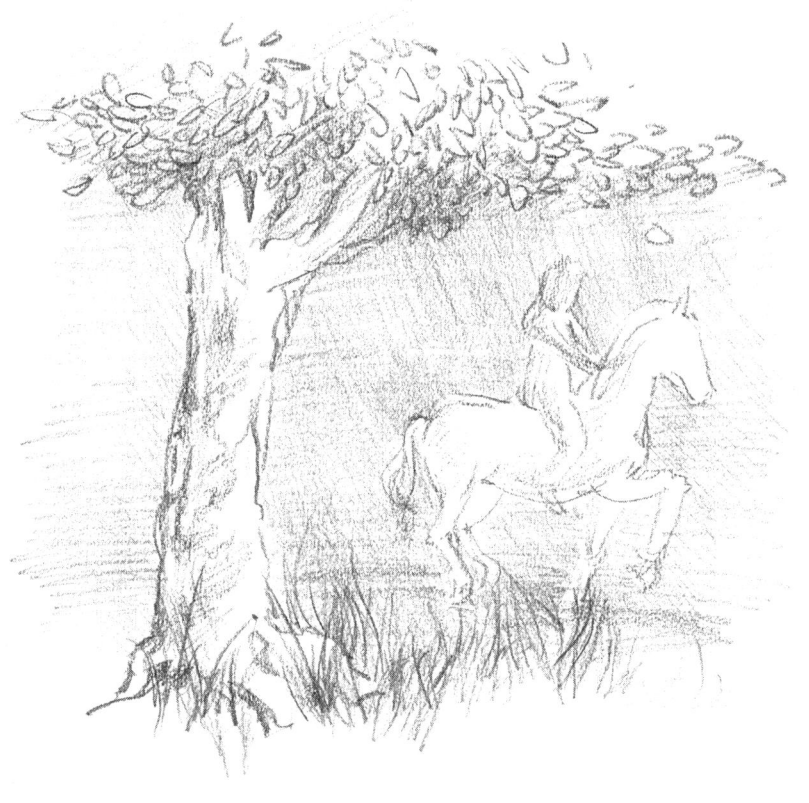

第七章 大道至简

神对我们的唯一要求是要我们好好照顾自己,并且能够虔诚地说"对不起"。

——修·蓝博士

当我觉醒并开始寻找生命的意义，我尝试了各种不同的方式去寻求真理。努力越多，我越感觉到内心有个声音在说：一定有种更快更简单的方式。当我最终找到了荷欧波诺波诺，我并没立即意识到它的重要性。参加了几次培训之后，有一天，当我在修·蓝博士的班里，我才意识到这就是我一直寻找的东西。我不再需要其他东西了。感谢上帝，漫长地寻找终于结束了。首先，我发现原来我并不需要也不用依靠所谓的大师。因为我可以单独和宇宙直接交流，而不借助任何的媒介。所需要做的唯一事情就是清理和擦除（念诵"对不起，请原谅"）。当我愿意百分之百地负责并清理，我就把一切都交托到了宇宙的手中。只要我清理，我就无需操心忧虑。宇宙总能让我在最合适的时间出现在最合适的地点。只要我清理，就有人自动会照顾好我的需求。我根本不用担心。

第七章 大道至简

在这最后的一章中,我将对影响改变我一生的夏威夷古老智慧——荷欧波诺波诺——做一个要点总结。这些概念十分简单。宇宙对我们的唯一要求就是我们愿意负起全部的责任,愿意请求自己的宽恕,并照顾好我们自己。仅此而已!

负百分之百的负责就是最快的方法。只有当我们认识到,是"我们自己的定式"阻碍了我们对事物的感知,只有当我们停止抱怨外界的因素并学会负责,奇迹的大门才会向我们敞开,引领我们回归充满各种可能性的状态。相反地,当我们对外界事物发火生气时,我们便丧失了自由。我们的憎恨情绪会不断谴责自己,牢牢捆绑着我们。我们变成了情绪的奴隶。这样做只能让自己受到伤害,除非我们通过宽恕使自己解脱。宽恕是这最快法门的关键。但我们没有必要告诉任何人我们作了宽恕的决定。这是一个内在的任务。它是我们跟宇宙之间的约定,"神圣的造物主,对不起,不管是我内在的哪部分创造了这一境况,请原谅我。"

例如,就我个人而言,宽恕并不代表我不会再生气,也不意味着我不会被事情牵着鼻子走或者不再被问题所困扰。最大的不同在于,现在,我很快能觉察到自己的怒火并提醒自己清理,从发火到归零的时间只持续几分钟。然后我就会告诉自己,"我创造了这个问题。这些问题是我对他人的信念。它是我记忆中那个内在定式的产物。我可以擦除它。"这个简单方法所带给我的平静是难以言语的。为什么?因为我再也不会陷入各种烦恼,"他怎么可以那样说我?她怎么可以这样对待我?"我不再期待他人按我的想法去改变和做事。真是如释重负!我再也不需依赖外在的任何人。我不再期待自己完美无缺,或为取悦世界而活。我不再试图让他人认同我的观点。我学习尊重他人,理解每个人都有自由意愿，不是每个人都会选择同样的东西。这一觉知带给了我无限的宁静。问题这个东西并不存在。好与坏只是我们头脑中的衡量标准不同而已。只要我们能爱自己，照顾自己，我们便能自然而然地爱他人，照顾好他人。

那么，这个解脱方法的重点何在？

首先，我们必须为我们的生活负全部责任。我们必须学会说："对不起，不管是我内在的什么造成了这个问题，请宽恕我。"通过这个方式，我们学会负责，然后宽恕和转化便开始了。我们在宽恕我们自己。因为我们的记忆是共享的，所以你有责任请求宽恕并清理掉这些记忆。当它们从我们的意识中被清除掉之后，我们也清除了别人的记忆。然而重要的是，当你开始清理时，你是为自己清理，而不是为了别人。我们只是来帮助自己的，而不是别人，但这个疗法

> 只要我们能爱自己，照顾自己，我们便能自然而然地爱他人，照顾好他人。

的妙处就在于我们大家都会从中受益。

另一件重要的事情是臣服于神性并接纳意识心的无知,但是我们内心有一部分始终知道什么对我们来说是最完美、最有益的,并且也晓得如何获得它。如果我们愿意听它的话,它就会指引我们找到问题的最佳答案。

若要体验到"清除"的结果,必须时时刻刻清理自己,就像呼吸一样。你知道忘记呼吸的后果有多严重。清理也是一样,必须时刻坚持。当然,我们是凡人,我们会忘记。还有的时候,我们会无助和反抗。这个方法需要你尽量多的练习实践,就好像什么也没发生,或者似乎问题根本就没有出现。为什么呢?因为我们的思想从没有停止重放我们保存的定式,即使我们不曾意识到它的存在。幸运的是,我们有办法清除它,因此新的想法和机会就有可能进驻到我们的生命中了。惊喜往往透过不经意遇到的人或事而到来。我们需要反复实践练习，练习，再练习。有生以来，我们一直在反抗和忍耐。我们如此习惯了这样的反抗和忍耐，以至于它们几乎是在自发自动的重演（这些行为）。我们成了专家，能手，我甚至可以说我们对这种生活已经成瘾。一开始，这个清理会有点困难，但是当我们学会了让清理与生活相融，像呼吸一样不可分，它就会自动运行，因为我们开始感觉到不同，开始看到效果。我们开始看到生命的改变，也开始体验到内在的平和。

不要有所期待。要保持开放和弹性，因为我们永远不知道好运从何而来。我们必须相信我们得到的就是最适合我们的。或许，它并非我们所期待的，但它一定是最适合的。这并不是因为我们的请求被忽略了，或许这只是一个检验，或者我们还不需要得到。让我们允许宇宙给我们惊喜。

> 不要有所期待。要保持开放和弹性，因为我们永远不知道好运从何而来。我们必须相信我们得到的就是最适合我们的。

我们以这种方式去接纳最最神奇的礼物。宇宙的法则就是当我们请求，答案便已给出。宇宙一定会回应你。你必须许愿，然后敞开接纳。许愿的方法之一是使用荷欧波诺波诺的技巧，但我们也必须不受制于结果。这是借由我们深信最适合、最完美的事物终会降临的信念而达成的。

现在，我们有了具体的方法来清除思想中不断重复的定式。其中一个就是不断地默念：开灯，开灯，开灯。这句话象征着我们关掉定式，打开光明。

经常有人问我：当别人跟我讲话的时候，我怎么把注意力放在"开灯"上呢。首先，你要记得人们总是言不由衷的。如果有人告诉你他的麻烦，他们只不过是给我们一个机会去清理和擦除我们共享的记忆。记住，他们就是我们的镜子和投影。下次，在回应别人之前，在给出建议和观点之前，先默念一下"开灯"。大多数情况下，你会说出那个人真正需要听的话，而不是你认为他需要听的话。还有很多时候是根本不用说话，不用回答对方的问题，或者说些抚慰对方的话，又或有时候，突然间奇迹显现，他们自己就找到了问题的答案。

开灯是一道通关密语。当我为自己的孩子担忧，为了金钱而焦虑，或者因为别人而生气的时候，我不会让我的意识参与进来喋喋不休地唠叨。我只会默念：开灯，开灯，开灯。

我对这个方法坚信不疑，但如果我们决定尝试一下的话，就需要记得，每个人都是不同的。或许有人立竿见影，或许有人需要时间，也有人要等好久才能意识到变化。

另一个清理工具是默诵：冰蓝。我曾经对我 16 岁的儿子莱昂内尔说，当你受伤的时候就要默念：冰蓝，冰蓝。一天我们在吃早饭，他给我看他受的伤。我问他：莱昂内尔，你是不是念诵过冰蓝啦？他说：是的，妈妈。你知道吗，当我觉得沮丧或者不安的时候，我也会默念，很快我就平静下来了。那一刻我才意识到冰蓝可以用来疗愈任何痛苦，不管是精神上的，还是肉体上的。

有一次我对我的儿子说：莱昂内尔，我知道我讲的话听起来有点怪，但它们十分有效。他回答：是的，妈妈，当然有效。还记得你告诉我如何学习吗？我试过以后，我的成绩开始变得越来越好。不久前，莱昂内尔告诉我他简直不相信自己和老师的关系能变得这么好。

值得注意的是身体上的病痛都是记忆，而记忆可以被清除，净化。我们习惯了从止痛和消除疾病下手治疗，但那并不是问题的根源。问题在我们的记忆里，是那里在播放磁带。我们怎样才能知道播放的是哪一个呢？怎样找出它呢？其实，我们根本不用知道哪一个记忆出了问题,或者是哪一段磁带,因为神(爱)知道。你只需要臣服,比如不断默诵开灯,冰蓝,谢谢你,或者我爱你,神性就会清除掉保存那些记忆的磁带或程序,也清除掉我们可能意识不到的其他记忆。我们必须臣服,否则上帝也帮不上忙。

另外一个工具是重复说:捕蝇纸。

我儿子乔纳森经常和女朋友吵架。我建议他下次吵架的时候,把嘴闭起来,心里默念'捕蝇纸'。几天后,他给我打电话说他想跟我谈谈。他告诉我,他和女朋友一直有麻烦,但是这次他很担心,因为他想打他的女朋友。我问他:你有没有默念捕蝇纸呢?他回答说:是的,我念了,妈妈,因此我才没有动手。

显然,有些人会觉得这太简单了,有点不可思议。我完全同意,这个方法听起来很容易,而且确实很容易。技巧本身是很简单的。困难的地方在于,我们要随时去做。每时每刻我们都有机会为生命负全责，但我们通常会反抗，会焦虑，我们会评判和抱怨。这样做实在是耗费我们的时间和精力。要知道，问题本身并不是问题。我们对境况的评判和抱怨才是真正的问题。我们对问题的感知才是问题。

最糟糕的是我们每次都选择反抗而不是臣服，我们放弃自己的真实身份，我们的本我，只是因为我们总想证明自己是对的。这该死的"对的"！

> 我们只有两个选择：活在我们的本性中或者活在这些循环播放的记忆中；活在神性的指引下或被那些毫无效用的定式耍的团团转。我们清除的越多，我们活得也就越真实。

我们只有两个选择：活在我们的本性中或者活在这些循环播放的记忆中；活在神性的指引下或被那些毫无效用的定式耍得团团转。我们清除得越多，我们活得也就越真实。我们来到这个世界的唯一目的就是发现我们是谁。通过使用荷欧波诺波诺这些净化工具，我们将会发现自己的真正身份。

还有一点我要说明，在我们使用任何工具的时候，我们都要负百分之百的责任，无论心里涌起什么，我们都要一起默诵：对不起，请原谅我内在任何引起这些状况的部分。我请求，臣服，让神性充盈。

我们到底为什么要清理呢？为什么要请求原谅呢？因为我们渴望自由，因为我们厌倦了生活在无奈的谎言里，因为我们受了够多的苦难。是时候去寻回自己，去发现自己，去开心快乐的享受生活，去爱我们自己，并接受我们本来的样子。

人类的常态应是喜悦。你有没有注意到当我们开心的时候，常常事事顺利？

我们的旅程还很长。我们还要净化很多，清除很多。我们必须时时刻刻去净化，而净化的回报是不可估量的。从中我们会体验真爱，享受生活，我们发现自己真是无比完美。我们会毫不费力地吸引到我们需要的东西。我们学会了解自己，并无条件地爱下去。

我们可以选择痛苦或快乐，疾病或健康，恐惧或爱。无论我们作出什么样的决定，都无阻碍。一切都是我们无悔的选择。

照顾好你自己。

将我所有的爱都献给你。

下篇
至简之途

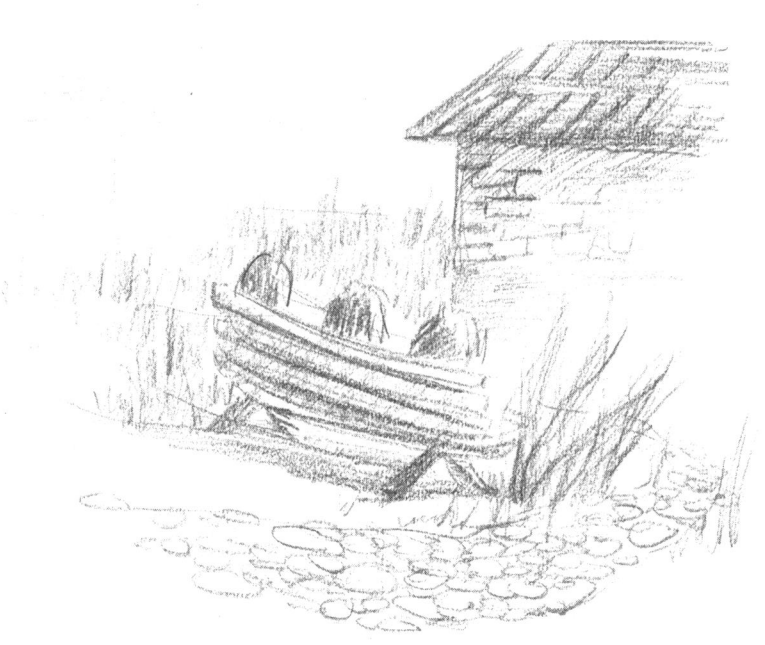

玛贝尔手记

在世界各地举办夏威夷疗法讲座的过程中，我发现大家都有相同的问题和疑惑。我知道关于此疗法的有些信息不是那么明确，所以造成了一些困惑。

我也明白那唯一一个可以消除我们过去所学一切的途径就是反复聆听及阅读。根据我个人的经验，我的头脑多少需要了解一些知识以便它最终产生放下的意愿。

像你们所了解的那样，我很爱回答问题，因为这让我有更多的机会活在神启（灵感）之中。

所以我决定把自己在各个夏威夷疗法工作坊中所碰到的常见问题及回答收集成册。

希望这能解答你的问题，消除疑虑，并协助你进行更多的清理。如果你不太确定"清理"的含义，这本书将会给予解释。

我确信当你在练习夏威夷疗法的时候，你会看到效果，并且我们所有人都会因此受益。通过夏威夷疗法，你将学会百分百地负责。

夏威夷疗法可以帮你放下"假我"，回归自性，沉浸在爱上自己的愉悦中。只有当你喜爱、接纳你自己的时候，你才能真正爱别人、接纳别人。

当你找到自己，你将同时找到激情。当你找到激情和自信，你就会发现自己的使命。当你活在使命中，做自己所爱的事，财富自然而然就来了。

当你做你喜爱的事，你会很幸福。你会发觉自己总是能在最合适的时间出现在最合适的地点，所有人都可以成就这一点。

你会明白，对自己的生活负百分百的责任是通向平和、幸福、爱、财富及成功的至简之途。

夏威夷疗法答疑篇

◆ **夏威夷疗法（荷欧波诺波诺）是什么？**

夏威夷疗法是一种解决问题的古老智慧。

最早的夏威夷人曾经修炼这个法门。我的夏威夷疗法老师修·蓝博士说过，最初的夏威夷人来自其他银河系。

像世界其他地方一样，夏威夷本土有很多宗教传承，并不是每个夏威夷人都练习荷欧波诺波诺。有些人甚至从未耳闻这种疗愈方法。

修·蓝博士的老师莫娜·西蒙那女士把传统的夏威夷疗法更新升级，以便适应现代生活，并将这珍贵的智慧带给了我们。

传统的夏威夷疗法需要整个家族在场，家庭成员之间一个个相互请求宽恕。现在我们明白，"外面"并没有任何人。一切只不过是我们关于他人的思维和记忆。所以我们应做的是负起百分百的责任去清理这些记忆。不管是什么样的记忆从我们身上被抹除，它同时也会在其他人身上被抹除，包括我们的家人、亲戚、祖先，以及地球。一切都会得到清理。你不需要每个人都在场来请求他们的宽恕，整个过程可以简单地在你的家中完成。记忆存在于我们的内在，随着我们清理，无论我们身上被化解了什么，也会自动在其他人身上发生作用，而不需要他们的出现或知晓。

夏威夷疗法（荷欧波诺波诺）的意思是"正确运作"和"修正错误"（即"存真"以及"去伪"）。

我们生命中出现的一切都是一种记忆的显现，一个播放的程序（一个错误）。这些记忆的目的是让我们拥有更多机会去清理和放下。

夏威夷疗法就是我们电脑上的那个删除键。

简单来说，当你拼错了一个单词，你不会对着电脑显示器大发雷霆说：都告诉你多少遍那个词的拼法了！你知道显示器对修正打字是无能为力的。你尽可以对着显示器抱怨一天，但它只会郁闷地看着你，心里想着：她到底想让我做什么呀？

如果你想在屏幕上作任何改动，就需要使用删除键，删掉错误，留出空白输入正确的内容。

夏威夷疗法可以带我们回归空性，回到零的状态，让灵感成为我们生命的向导。如此，我们才能通过自性的引领在正确的时间出现在正确的地点。

负百分之百的责任意味着什么？

你在吸引你生活中的一切。也许你并未意识到这点，但是你内在不断播放的记忆程序吸引了生活中的每个细节。自造化之始，你内在积累了大量的数据、程序、信息和记忆。因此你必须对你经历的各种由记忆重播所引发的问题全然地负责。你是被完美地创造的。你是完美无缺的。"完美"是指没有记忆，没有信念，没有执着，没有判断。但记忆不是完美的，你的很多记忆都源于你的祖先。一切都不是你理所当然认为的那样。

◆ 我的问题来自哪里?

我们大多数的问题都源自我们的祖先。举例来说,假设你的家族有糖尿病史,你可能会认为:我以后也会得糖尿病,因为这是家族遗传病。然而,你可以在得病之前清理掉这个有关糖尿病的信息。这也适用于各种情绪问题、金钱的匮乏感以及纠葛的关系等等。再次的,我们的大多数记忆都源自我们的家族先辈。

清理的含义是什么？

清理意味着，每当问题出现时，你都愿意对此完全负责。你愿意说"对不起，请原谅我内在创造问题的那部分"。你可以使用任何已知的清理技巧，也可以跟随灵感创造符合自己心意的技巧。清理是一种请求神性清理累世错误的呼求。当我们愿意释放时，这个请愿就将允许神性清理我们内在的任何障碍。神性深知我们早已做好了释放的准备，而我们的头脑却一无所知。

如何清理？

清理是简单明了的。你的头脑很容易煞费苦心地思考：为什么只需重复"我爱你"或者"谢谢你"就代表我在清理记忆了呢？因为当你说"我爱你"或"谢谢你"，或运用任何夏威夷疗法技巧的时候，你都是在对自己的境遇全然地负责。你其实是在说"对不起，请宽恕我内在创造问题的那部分"。

❖ 为什么我需要随时进行清理？

也许你认为没有事情正在发生。此刻的一切好似平静如水。但你必须随时清理，因为潜意识中的记忆程序无时无刻不在运作。永无止息！让我给你打个比方，例如一台 CD 播放机。当播放机的音量很小，你可能听不到任何声音，但事实上它一直都在播放。我们的记忆在 24 小时轮轴工作，只不过有时处在低音状态。因此进行每时每刻的清理是十分必要的。通过不断练习，你可以防止事情发生。你永远不知道因为你的清理，多少大门会被关上，而多少新机缘又将会对你敞开。

如何做到随时清理？

小孩子是靠观察父母的言行来学习的,而不是通过父母的发号施令。你的内在小孩也是如此。当你决心对自己全然负责,专注于夏威夷疗法,停止在各式灵性法门中走马观花时,你的内在小孩(潜意识)将会替你作清理。它会自动发生。你的内在小孩负责你的呼吸,让你的心脏跳动,运作你的身体。同样的,它也可以自然而然地为你清理。当然,你必须一心一意,专心致志。如果你同时练习其他的法门,内在小孩就会产生困惑,不知该如何应对升起的问题。

🖋 我清理的时候会发生什么？

　　心智会发出清理的意愿。它是我们内在选择归零、放下，而非纠缠于反应的那部分。当心智选择百分之百的负责，这就像是个指令被传输到内在小孩那里，也就是我们的潜意识，夏威夷语里称尤尼希皮里。内在小孩负责与我们的超意识链接，也就是夏威夷语里的欧玛库阿。它是我们内在的完美自性，全然了解我们已准备好释放哪些记忆。超意识把我们的请愿传递给神性。清理大体上就是这么运作的。但请记住，你并不需要知道或了解这个过程。你只需有清理的意愿。现在就开始好好下工夫吧。

　　每当你进行清理，总有事情会被化解，即使你对此毫无察觉。记住，没有例外。你无须知道它如何发生。保持开放的心态，像小孩一样单纯快乐，你会得到意想不到的惊喜。

清理多久才能看到效果？

因人而异。有时可以当下见效，有时则需要更多的时间。谨记，你生活中出现的每个人都是为了多给你一次清理的机会。跟你一起生活、一起工作的人，往往是你最需要下功夫清理的重头戏。

清理的目的在于不为境转，安于宁静之中。开始的一段时间，你应该不期待任何清理效果。无论其他人有没有改变或者离开，你的宁静永在。无论是贫穷还是富有，你的宁静永在。无论周围发生什么，你的宁静永在。改变会按上帝的时间计划发生，而非你的计划。你要明白那将是最完美的造化安排。

🧹 我只需坐着清理吗？如何付诸行动呢？

在你做任何事情之前、之中，及之后，清理总是必要的。持续的清理会创造更多获得灵感的机会。你需要学会聆听内心，采取那些感觉良好的行动。不过，即使你以灵感作为行动的向导，你仍然要坚持每时每刻的清理，保持开放灵活，随时迎接新的变动。有时，也许是一个大方向上的变动才是正确的选择。你要保持警醒，以便觉察任何一个即将浮现出来的机会。

如何带着期待进行清理？

期待也是一种记忆，它阻碍你以最轻松的方式获得最适合自己的东西。放下期待吧。放下自以为是的思维模式。无论你觉察到自己在期待任何事情，不管是好的还是坏的，释放它。返璞归真，重新发现你的那颗赤子之心。请对奇迹敞开胸怀。

为什么我与内在小孩的连接如此重要?

无论你是在开车还是在排队,任何时候你都可以跟自己的内在小孩进行交流。时刻对这部分的自己说"我爱你"、"谢谢你"是至关重要的。这些都是帮助你与内在小孩沟通的巧妙工具,"谢谢你使我们呼吸,照顾我们的身体,跳动我们的心脏"。

如果有任何事情造成你的痛苦,你可以请求内在小孩释放它。与内在小孩交流的时候,我们需要以爱的态度,而不是强迫它做任何事,不要像练习使用肯定语句那样。我们应该爱我们的敌人,也就是那些埋藏在潜意识或内在小孩中的记忆。不要抗拒我们的敌人。爱可以疗愈一切。内在小孩不但储藏你的记忆,运行你的身体,它也是在你内在负责与超意识、神性连接的那部分。你的内在小孩是你生活的显化者。

跟你的内在小孩交谈。在头脑里想象自己拥抱那个小孩，握住他/她的手。注意，一个人的内在小孩可能显现成男孩或者女孩，所以不要限于特定的性别。在你跟小孩交谈时，你可能会看到或听到他/她。如果你完全没有这样类似的经验，也没关系。做就是了，自然而然，不要期待结果。

当你跟内在小孩交流时，你其实也在清理。换句话说，好好照顾自己的内在小孩是清理技巧的一种。你可以从身心两个方面思考一下你想释放的所有东西，然后带着爱和慈悲请求自己的内在小孩：请帮我释放吧。任何时间你都可以跟自己的小孩谈话。你可以跟它说，我为我过去生生世世忽视了你的存在而感到抱歉，你也可以跟内在小孩承诺以后你再也不会抛弃或忽略她/他了。

如果你在寻找最佳伴侣，你的内在小孩是最佳人选。它就是你一直寻找的那位。

我如何自动清理？

把清理的过程教给你的内在小孩，并专一于夏威夷疗法的练习，不要让小孩与其他方法混淆。这样，内在小孩就会在你顾不上清理的时候代你进行清理。当它确信你愿意对生活全然负责，因而每当问题出现，它就会为你清理归零。如此你便进入自动清理状态了。内在小孩包揽了一切。

这里我想明确一点，对生活负百分之百的责任并不是要制造内疚或者让自己感觉像个罪人。它的含义是你要为你内在不断播放的记忆程序负责。

如果你有清理工具单或者你上过夏威夷疗法的培训课，你就可以把这个工具单放在枕头下。潜意识是从来不休息的，因此它会阅读这些材料。现在可以算是24小时都在清理啦。当然，你的意识心会感到疲劳，但你的潜意识从来不会。因此当你的心智在休息的时候，你的潜意识会接手继续。

如果带着焦虑入睡，就可能达不到清理效果，碰到这种状况我会建议你入睡时不断默念"谢谢你，谢谢你，谢谢你，我爱你，我爱你，我爱你"。就算你处在疯狂、不安，或对某人的愤怒情绪之中，这些短语至少都可以提醒你释放。现在你在睡觉的时候也可以更多地用此做清理了。

你会惊喜地发现，就算白天你经常忘记清理，你仍会感到你的内在小孩（潜意识）正在为你进行清理。为了确保这个效果，关键是要训练你的内在小孩，让它明白每次出现问题时你都愿意全然负责，放下执着。

梦境也是记忆，给予我们更多的清理机会，因此，就安心睡觉吧！让我们的内在小孩替我们清理净化。

◆ 当我清理时,如果发生更多的状况该怎么办?

当清理一段时间之后,你会开始发现很多你以前未曾意识到的事情。现在你的视野更加清晰了。你对事物有了更深刻的洞见。上帝将给予你很多清理机会,因为你现在已经上道了。

记住,这些新发生的状况其实是一种祝福,是成长的助力,帮我们尽快恢复自性。它们并不是考验或者惩罚。

◆ 我对着谁说"对不起"?

你是对你的仇敌说"对不起"。你的仇敌就是你内在的记忆程序。

也许你是对着自己说"对不起",又或许你是对着你内在的神性说"对不起"。

也许你永远也搞不清楚,实际上你不需要知道。你也不需要明白。你只需练习就好。当意识心或头脑下了释放的决心,转化过程就自动启动了。你不用知道发生了什么又或是如何发生的。我们继续努力就好,着手去做就好。

🧹 我需要重复整个清理句子吗？

不需要。每个工具都自成一个清理系统。完整的句式是："对不起，请原谅我内在创造问题的那个部分"，这个含义已存在于任何一个夏威夷疗法的清理工具中。所以当你说"我爱你"或者"谢谢你"，就相当于你在全然地负责，也就相当于说"对不起，请原谅我内在创造这问题的那部分"。

这些工具就像是你电脑桌面上的程序图标。你只需双击鼠标使用它，而不用掌握程序是如何被打开的。

通过多年的练习，清理会变得相对轻松。请不要把它当作理所当然的。很多人需要清理很多年才能达到今天的状态。

只念"谢谢你"算是清理吗?

是的。清理就像说"谢谢你"这么简单。12年前,我刚参加夏威夷疗法培训的时候,清理并没有如此轻松。但每个工具都是神圣的,尽管它们有时看起来可能有些荒谬或者太过简单。就像修·蓝博士所说的:"上帝已尽己所能地简化了这个程序好让人类去练习"。然而尽管这些工具已很简单,我们还是疏于清理。不管你选择哪个工具,用它就相当于在说:"对不起,请原谅我内在创造问题的那部分。"

当我说"谢谢你"或"我爱你"时,我是否也需要真的这样想或感受到它?

当你从电脑上删除了某个东西,你是否要在删除的时候微笑?你是否需要真做此想?你是否需要感到自己在删除它?不,当然不用了。同理适用于夏威夷疗法的清理。只是着手去做就好了。按下那个删除键就成了!

我建议你们大声对人说"谢谢你"或者"我爱你"。这绝对是促动机缘的良方。当然在夏威夷疗法里你可以默念也不妨碍效果。荷欧波诺波诺适用于每一个人,不管你是否相信它。当你在头脑里复述"我爱你"或"谢谢你"时,你就是在释放。你在允许神性照顾好你所有的问题。

我可以为其他人清理吗？

你自身才是问题所在。如果你在生活中看到他人在受苦，这是你的记忆，是你关于那个受苦之人的记忆。如果你真想帮忙，你就需要释放掉你内在创造此人受苦之相的那些记忆。你永远不知道你是在跟哪条记忆打交道。不管发生什么，你才是那个要全然负责和放下执着的人。

你永远都是在为自己清理，然而当你为自己清理的时候，无论你内在删除了什么，也将会从他人身上被删除掉。如果你真想帮忙，就把自己和他人的问题通通都抛给上帝吧。它才是全知全能的那位！

为什么我不需要跟他人谈论（问题）？

从你身上剥落的记忆也会从他人身上剥落。记住，人们来到你生命里是要再给你一次机会的。他们是你的导师，是生命的礼物，尽管看来好像不是这么回事。谈论问题不起作用。谈论意味着抗拒。我们深知，抗拒的总会持续。谈论只会引来更多的记忆和我们不想要的事情。如果不谈论问题，我们就不会制造那么多问题。

放手交托，缄口不言，持续清理，三者让我们更多地活在灵感中。例如，我们也许正好说出别人最需要听的话。又或者我们什么都没说，他人却因为我们的清理而发生改变或灵感迸发。

🧹 我可以跟其他人分享我的清理吗？

你要告诉谁呢？外面并没有人。你才是问题所在，你才是那个需要百分百负责的人。我们总是有教导他人、建议他人的爱好。我们认为自己可以帮助其他人，但实际上，我们才是最需要做功课的人。如果你真想帮助任何人，就释放并交托自己吧，上帝会用最适宜的方式协助每一个人。上帝造化了人类，它理所当然明了怎么做才是最有益的。我们根本不晓得什么才是对我们最好的。

种瓜得瓜，种豆得豆，有什么样的因必有什么样的果。因此你大可不必再给别人任何错误的信息或建议。上帝一直在等待我们的许可，它不会凌驾于我们的意志之上去侵犯我们的隐私。每个人都有选择的自由。

◆ 如何选择合适的清理工具？

无论你使用哪个工具，它们都可以相互替换。之所以有那么多工具，只因我们的喜好口味各有不同。你应该选择自己看来更有感觉的工具。当问题来临时，你应该问：我要如何清理它？修·蓝博士说，如果你听到某个荒谬的指示，你就照做吧，因为你没听错！上帝是十足的幽默大师。

我可以创造自己的清理工具吗?

当然。你可以使用自己的清理工具。清理得越多,就越容易归零。在归零时,你会收到新信息、新点子,能伺机而动并且无需思考。当出现一个状况,你可以问:"我需要怎样清理呢?"你可能会听到某些指示,或者感觉自己被引导去做某事。做吧,因为你没有听错。请信任自己的灵感。答案已在你心中。

◆ 灵感和直觉的区别是什么?

灵感是新的信息和洞见。它来源于上帝或宇宙。就像互联网这个概念。发明创造互联网的人并不知道自己从哪里获得的这个点子。

直觉是重复播放的记忆。我们的内在小孩(潜意识)会通过直觉来警告我们以前发生过的事情可能又要发生了。

我做得正确吗？

再次重申，请不要带有期待。尽你所能吧。上帝一直在等你给予许可。并没有什么做法是错误的。只是着手去做就好了。最重要的还是你愿意对自己的内在负责，愿意释放执着，承认自己（的头脑）一无所知。

上帝（爱）可以疗愈一切。你的任务就是给予它治疗的许可。这里充满未知，需要建立很多信任。这个过程可能会让人有些担惊受怕，但每一次清理都是有效的，尽管你可能无法感觉或看到这个变化。宇宙的定律是：有求必应。它无时无刻不在运作，绝不休假也不会打盹。永远等候你的差遣，而不求回报。

我们删除了哪些记忆？

谢天谢地，我们（的头脑）不是那需要负责删除内容的人。神性或我们内在的自性才负责管理那些需要释放的记忆。你以为你是在针对某个具体的人或状况做清理，而实际上你的记忆都是相互关联的，这就像一张巨大的蜘蛛网，当你触及一处，整个网络都会跟着震荡摇动。你想清理的人和事只是一个触发点，它的本质并非你想象的那样。

◆ 如果我不想清理一个好的记忆会怎样？

是你的哪一部分在判断一个记忆是好的呢？是你那一无所知却在进行判断分析的自己。你想要获得自由，想要归零。归零的状态并没有信息，没有好坏，更没有对错。处在归零的状态时，神性透过你得到完美展现。你返璞归真了。

你要解放你自己，问题不在于你需要决定清理哪些内容。上帝总会把最完美、最适合的东西带给你。你不用知道那具体是什么。放下关于好坏对错的执着，让自由降临于你吧。

我可以直接向上帝祈祷吗？

我们的心智头脑无法与上帝直接交流。清理的请求来自母亲（也就是意识心、头脑），然后下传于孩子（潜意识），接着上升到父亲（超意识）那里，最后来到神性（上帝）。意识心不了解上帝，也从未见过上帝。记住，内在小孩才能帮助你建立起与上帝的连接。

清理是对上帝的一种请求，一种许可，好让它为你带来最完美的安排。不管你如何清理，甚至认为你就是在跟上帝交流，其实总是要先经过内在小孩的。你的内在小孩才是负责连接上帝的使者。你可以请求内在小孩释放执着，让神性充满它。你的内在小孩懂得这些，放心吧。

为什么我应该爱我的疼痛？或者爱我的癌症？

抗拒总是会持续。有时疼痛才是具有积极意义的。你或许要通过疼痛来释放记忆。身体也是记忆。当我们做清理时，我们要学会与疼痛及癌症和平相处。我们不是为了赶走疼痛而做清理的，那是一种期待。爱可以治愈一切。没错，对癌症说"我爱你"吧。这是一种释放方式。很多时候有人问，为什么上帝不能一次解决一切痛苦呢。我们会说，"好吧，我接纳，我愿意全然负责，请一次消除一切记忆吧！"修·蓝博士这样跟我解释说，身体也是记忆，我们的身体无法抗拒这记忆的运作，如果上帝一次带走所有记忆，我们会受不了这样的超负荷清理。感恩的是，上帝深知我们哪一部分已经做好释放和被治愈的准备了。

如何看待设定计划与目标？

你想告诉上帝什么对你才是最好的，以及它什么时候应该把你想要的带给你？上帝不是你的奴仆。即使你设定计划和目标的时候，也别忘记帮自己一个忙吧，请放下执着。对各种途径报以开放的心态，不要错过成长道路上可能展开的其他机缘。

如何看待肯定句?

练习肯定句像是把上帝当作仆人使唤,命令它去服务于你心目中的最佳方案。而通过夏威夷疗法的清理,你允许全知全能的上帝去决定最适合自己的事物与选择。你不应该妨碍它的运作,或者告诉它应该做什么。此外,使用肯定句也会强迫你的内在小孩。当他/她听到你说"我很开心,我很开心"这类的话,它知道这是你在撒谎。

🖋 如何看待视觉化冥想？

视觉化冥想也是一种对上帝的命令。无论你使用任何清理工具，上帝才是负责创造的那位。如果你能看到上帝的运作，如果你能看到它的造化与变幻，那真是再好不过了！创造不是你的工作，你的任务只是言语行为，上帝才负有将其变化创造出来的责任。上帝会决定什么是对你最好的选择，它不需要你指手画脚告诉它如何做或你所期待的结果。所以，无论是肯定句还是视觉化冥想都是在差遣上帝。

比方说，每当你使用"谢谢你"这个技巧（在脑子里不断重复"谢谢你"）时，上帝会有不同的运作，它知道在当下那个时刻什么对你才是最有益的。你只需重复"谢谢你"，而不用做任何观想。让上帝来发挥吧，请别抢了它的差事。

生存的目的是什么?

我们在这里是为了修正错误,放下假装与掩饰,探索我们真正的身份。随着我们释放执着,清除记忆,我们能重新认识自己,回归本性。我们来这里不是为了赚钱或者谈恋爱的,而是为了清理,做回真正的自己。当你活在自性中,一切都将自然到来。

◆ 我清理时应该带着意图吗？

意图也是记忆，因此应当清理掉。释放执着，解放自己。还是那句话，你要顺应神性的安排，而不是自己的。

◆ 胡那与夏威夷疗法（荷欧波诺波诺）是一回事吗？

不太相同。胡那体系侧重于强迫我们的内在小孩（潜意识）去吸引我们想要的事物，夏威夷疗法则更多的以大爱（上帝、神性）作为运作的基础。

夏威夷疗法的内容与电影《秘密》相同吗？

《秘密》的主旨是我们告诉上帝自己想要什么，我们对上帝下达命令。《秘密》假设人类可以意识到自己所有的思维，并且知道什么是对自己最好的选择。

夏威夷疗法则是让上帝来引导我们。我们不用告诉它做什么，我们允许它来引领我们的方向。夏威夷疗法的理念是坚信只有上帝才知道什么对我们最有益。

很重要的一点就是你要明白一个人每秒钟只能意识到 15 比特单位的信息。实际上每秒钟还有 11 000 000 比特单位的信息是你觉察不到的，就像 CD 播放器以很低的音量在播放 CD（回想一下之前的例子）。当你使用肯定句的时候，你只是在跟这 15 比特的信息打交道，而事实是还有 11 000 000 比特的信息在暗处悄无声息地在运作！夏威夷疗法可以不费力地针对这 11 000 000 比特的信息进行清理。

最后,我希望大家能喜欢我刚才分享的内容。记住你需要提醒自己保持觉知,时刻进行清理。你需要抛下过去所学的一切,重新学习,所以我希望大家能经常重读这本小书,每次你读它都会发现新的洞见,因为你时时刻刻都在变化更新。当你不加期待地清理、清理、再清理,你将会体验奇迹,见证疗愈的效果,日渐开心,安住于宁静之中,且自由自在。

上帝降福于你。

关于作者

玛贝尔带来了思想的盛宴，还将永远改变你的生活！

玛贝尔生于阿根廷，并于1983年来到美国洛杉矶。在那里，她成为了一名成功的会计师和税务代理。1997年，玛贝尔成立了自己的公司——Your Business Inc。这不但使她的事业更上一层楼，还增强了她与人直接沟通交流的能力。公司不断茁壮成长，她不仅帮助成熟的公司发展壮大，同时还协助新生的企业家进行商业策划和税务咨询等业务。

在商海闯荡十年后，玛贝尔决定放弃她成功的会计事务所及电视主持工作，全心投入自己热爱的助人事业。现在她经常进行全球旅行，在世界各地举办演讲，鼓舞并激励着不同文化、不同语言的人们。基于她的个人成就及崇高品德，玛贝尔获得了美国当地以及国际上的各种荣誉和奖项。她曾获得由洛杉矶都市商业委员会颁发的2005年度最佳商业女性奖；2006年获得索尔阿塔卡奖（Sol Azteca Award）以及享誉全球的拉美商业协会成员选举奖；同年，玛贝尔还获得了安娜·玛利亚·阿里亚斯商业基金奖，成为全美国荣获此项殊荣的9位女性之一。玛贝尔还是洛杉矶拉丁裔团体的闪亮之星。她主持的"觉醒"广播及电视节目深受大众欢迎。在此节目中，她激励与教导拉美人如何开展经营商业活动，如何获得完满的人际关系及财务上的成功。

玛贝尔在全世界教导夏威夷疗法的过程中发现大部分学员都有相同的困惑和问题。于是，在此书中，她收录了世界各地学员对夏威夷疗法的常见问题及相关解答，以便让读者更清楚地深入了解零极限以及"荷欧波诺波诺"。在这本书中，玛贝尔通过温馨而简洁的语言向我们展示了零极限的魅力。荷欧波诺波诺这个古老的哲学智慧来自于夏威夷文化，生活本应轻松简单正是其哲学宗旨所在。在现代，人类把生活搞得错综复杂，因而我们应该学会停止那些为自己制造麻烦的活动。玛贝尔通过比喻和寓言清晰地为我们揭示了这个古老艺术的精髓。同时，这本奇妙的小书还将教你如何把夏威夷疗法的技巧和原则融入你的日常生活中。

目前，玛贝尔是受国际公认的最有权威的夏威夷疗法教师之一。由于玛贝尔语言精练、幽默的独特教学风格，所以她的作品以多种语言传播在世界各地。《最简单的方式》一书已经被译成西班牙语、韩语、葡萄牙语、瑞典语、德语、法语、希伯来语、俄语以及罗马尼亚语等。

玛贝尔·卡茨所带来的鼓舞是令人受益终生的。她启发式的教导为你改变生活提供了必要的工具，她的方法直达你的内在，你的灵魂，并创造了持久的效果。很多人都在赞叹，玛贝尔永远改变了他们的生活！

译者后记

谈到夏威夷疗法，让我感慨万千，一时还真有点不知道从何说起。那么，先大体谈谈我之前在身心灵这条道路上的一点经历吧。2003年底，我开始对自己所生存的这个世界、这个宇宙有了新的认识和思考，并在此过程中逐渐了解到了思想和情绪的巨大力量，对心灵、治疗等方面产生了巨大的兴趣。很巧的是，踏上身心灵道路的同时，老天爷似乎也早已安排好了我要学习的功课。有天我在网上随意浏览时，偶然发现了《零极限》里修·蓝博士治疗好整个医院的精神病患者的故事。看完这篇文章，我的内心有种很强的直觉——这文章就是对我之前呼求的最好回答。后来我终于在奥克兰的书店找到了《零极限》这本书。当天我差不多一口气把这书读完，心里好像有了喜悦的泉水，不停要往外涌，我当时的一个强烈愿望就是要把这个材料分享给大家。于是我就在网上组织了一个 UC 语音分享平台,每天口头翻译一部分书的内容给爱好心灵成长的网友们。不出所料,很快《零极限》的材料就传开了。就像《零极限》的作者所说的那样,这个材料是长了翅膀的,自己会飞。后来我又在网上搜到了修·蓝博士另外一个学生的作品,也就是他的掌门弟子——玛贝尔·卡茨——写的《最简单的方式》,很快再次用语音的形式带给了网友们。

《最简单的方式》没有晦涩的语言,生硬的道理,高高在上的架子,作者玛贝尔通过 12 年扎扎实实的修习夏威夷疗法,将自己积累的全部经验娓娓道来,令人读后如沐春风,烦恼顿脱身后。在她对一件件生活小体验的描述中,读者不但可以领悟到"荷欧波诺波诺"理念的精髓,更重要的是能够学会如何将它融入到自己的日常生活之中——这大概也是每个追求心灵成长的朋友最终都想要学会的事情。于我而言，玛贝尔并不像她众多头衔中所写的那样——商业女强人、知名主持人、心灵导师等，她更像是一位和蔼可亲的大姐姐，一个行在我前、帮我照亮道路的知心同伴。

实践方能出真知，相信各位有缘的读者一定会在自己的亲身练习中体会到"荷欧波诺波诺"的美妙，发现生活其实真的可以很简单。最后要感谢好友胡尧，张洪彬，柳玲，以及华夏出版社的编辑。感谢他们的帮助使这本可爱的小书能够与更多的读者见面。

宋小飒　于新西兰奥克兰

二〇一〇年八月四日

祝你拥有超越一切理解的平静。

愿平静与你同在

伊贺列卡拉·修·蓝博士

Better系列 读者调查

感谢您参加《最简单的方式》读者调查活动，传真或邮寄此页（附购书小票）回编辑部，即可获得神秘礼品一份（数量有限，赠完为止）。参加此次活动者还将通过邮件不定期收到Better系列的最新出版信息，敬请期待！

Step1 您的基本资料

姓名：_____　　性别：□女　□男

年龄：□20岁及以下　□20-30岁　□30-40岁　□40-50岁　□50-60岁

电话：_____　　E-mail：_____

学历：□高中（含以下）　□大学　□研究生（含以上）

职业：□学生　□教师　□公司职员　□机关　□事业单位　□媒体　□自由职业

Step2 您对本书的评价

您从哪里得知本书的信息：
□书店　□报纸　□杂志　□电视　□网络　□亲友介绍　□工作坊　□瑜伽馆　□其他

读完这本书您觉得：

内容：□很吸引人　□还好　□枯燥（请说明原因）_____　□您的建议_____

封面设计：□够酷　□还好　□没注意　□不好（请说明原因）_____
□您的建议

价格：□偏低　□合适　□能接受　□偏高　□您的建议_____

Step3 您的建议

您喜欢哪种类型的书籍：
□经管　□心理　□励志　□社会人文　□传记　□艺术　□文学　□保健　□漫画
□自然科学　其他_____（请补充）

您不喜欢哪种类型的书籍：
□经管　□心理　□励志　□社会人文　□传记　□艺术　□文学　□保健　□漫画
□自然科学　其他_____（请补充）

您给编辑的建议：_____

华夏出版社地址：北京市东直门外香河园北里4号　**Better**编辑部
邮编：100028　　传真：(010)64662584

Better编辑部　博　客：http://blog.sina.com.cn/betterbookbetterlife
　　　　　　　　微　博：http://weibo.com/1617597092